别把养生变『养病』

郭志红◎著

四川科学技术出版社

图书在版编目（ＣＩＰ）数据

别把养生变"养病"/郭志红著 .— 成都：四川科学技术出版社，
2016.11

ISBN 978-7-5364-8461-0

I.①别… II.①郭… III.①养生（中医）—基本知识 IV.① R212

中国版本图书馆 CIP 数据核字 (2016) 第 237678 号

别把养生变"养病"
BIEBA YANGSHENG BIAN "YANGBING"

郭志红　著

选题产品策划生产机构 | 北京长江新世纪文化传媒有限公司
选题策划 | 金丽红　黎　波　安波舜
项目策划 | 张　维　韩　东
责任编辑 | 王赛男　李迎军　　装帧设计 | 郭　璐　　　　媒体运营 | 张　坚　符青秧
内文制作 | 张景莹　　　　责任印制 | 张志杰　　　　法律顾问 | 张艳萍

总 发 行 | 北京长江新世纪文化传媒有限公司
电　　话 | 010-58678881　　　　　　传　真 | 010-58677346
地　　址 | 北京市朝阳区曙光西里甲 6 号时间国际大厦 A 座 1905 室　　邮　编 | 100028

出　　版 | 四川科学技术出版社
地　　址 | 成都市槐树街 2 号　　　　　　邮　编 | 610031
印　　刷 | 三河市百盛印装有限公司
开　　本 | 700 毫米 ×1000 毫米　　1/16　　印　张 | 14
版　　次 | 2016 年 11 月第 1 版　　　　印　次 | 2016 年 11 月第 1 次印刷
字　　数 | 160 千字
定　　价 | 35.00 元
盗版必究（举报电话：010-58678881）
（图书如出现印装质量问题，请与选题产品策划生产机构联系调换）

序 言

"人以天地之气生，四时之法成""人生于地，悬命于天，天地合气，命之日人"。《黄帝内经》的话深刻揭示了人与大自然不可分割的密切关系。

《黄帝内经》还说："人能应四时者，天地为之父母；知万物者，谓之天子。天有阴阳，人有十二节；天有寒暑，人有虚实。能经天地阴阳之化者，不失四时。"这段话提醒我们：人是依靠天地之大气和水谷之精气生存的，并随着四时生长收藏的规律而生活着。人能适应四时变迁，则自然界的一切，都成为他生命的源泉。知道万物生长收藏变化规律的人，就能承受和运用万物。所以天有阴阳消长变化，人有十二经脉与之相应；天有气候寒暑的变化，人有虚实盛衰与之相应；顺应天地阴阳变化，不违背四时规律，是人生命中的首要。

人与大自然是一个统一的整体，也就是我们常说的"天人合一"。现代社会生活条件无比优越，医疗技术越来越完善，可是疾病却并没有减少，反而更加复杂，尤其心脑血管病、癌症等疾病的患病率不断增长。

近日有朋友问我：你的患者是不是以老年人居多？我回答说：要是在十几年前，你说对了；现在却完全不一样，就诊者以中年人最多，其次是青年人，老人和小儿相对较少。这也让我深感遗憾，青年人的就诊率近年明显增长，其中的原因一方面是现在青年人的健康意识比过去的青年人有所增强，另一方面也是他们的身体确实问题很多，以往的各种"老年病"的发病正在年轻化也是不容置疑的。常常大病突然之间就降临，丝毫容不得你做好思想准备，这样的情况常在门诊见到。大家不禁要问：为什么会这样？在吸收了那么多健康知识后却还是做错了？看来，还是不够明理，不明几千年的养生之理！现今流行的养生知识夹杂着太多的误区，让我们再来好好地审视一下所存在的问题吧！

或许有人会说，现代社会科学技术如此发达，而古代早已成为历史，难道古人会比今人更高明吗？恰恰如此，在养生方面，我们与古人实在无法比拟。远在三国时期，养生家嵇康所著《养生论》中说："且豆令人重，榆令人瞑，合欢蠲忿，萱草忘忧，愚智所共知也。薰辛害目，豚鱼不养，常世所识也。虱处头而黑，麝食柏而香……推此而言，凡所食之气，蒸性染身，莫不相应。"这段话的意思是：过食豆类会让人身体沉重，过食榆皮榆子榆叶会让人困眠，合欢能让人消除忿怒，萱草能让人忘却忧愁，这是愚笨人和聪明人都知道的常识；大蒜等辛味会伤害眼睛，河豚有毒不能食用，这也是一般人都懂得的道理；身上虱子寄生到了头上就逐渐变黑，雄麝吃了柏叶就可生成麝香……从这些情况推论，凡吃的东西，依其特性，无不熏陶性情、影响身体，而产生相应的作用。因而，平日饮食不加注意，也会导致多种疾病，还会"积微成损，积损成衰"。可见在古时候，无论学问有无，人们均对所食所用物品的性质及作用有所了解，也就是都具备一定的养生知识。而今天的人们，对这些古人早已熟悉的东西却闻所未闻，一无所知，也就难怪会盲目地跟风，随随便便就犯下很多不该犯的错误，以致给自己的健康埋下了祸根。

身为一名中医，我从医40载，在医疗和生活实践中，深受《黄帝内经》等传统理论的启发和指导，并越来越感到古人的智慧对我们今天依然是那么可贵！在这里，让我们一起再看看先人们的养生智慧可以为我们当下的生活提供怎样的指导和帮助。

古人云："为人父母者，不知医为不慈；为人子女者，不知医为不孝。"古人将中医融合在生活中，中医养生知识更为大众所熟悉。为人父母都懂得一些中医常识，照顾并关注孩子身心的健康成长，是为合格的父母；为人子女同样懂得一些医学常识，关心父母身体，对父母身体状况及有无病痛能有所了解，并可以帮助他们减少病痛，营造安乐生活，这才是最好的行孝之道。养生是中医的强项，传统文化当中蕴涵着丰富的养生道理，我们每个人都需要多了解一些相应的知识，了解我们中华民族博大精深的养生知识宝藏，这个宝藏是取之不竭，用之不尽的，是炎黄子孙所拥有的最宝贵的财富。

没有人会排斥健康，尤其身患顽疾的朋友对健康更加珍视！为了健康，人们到处寻找昂贵的药物和仪器，我有时也会碰到患者看到开的药这么少，这么便宜，而不以为然。在物欲横流的社会里，人们常被打上金钱的深深烙印，总是把价格作为衡量一切的标准。其实在追寻健康的过程中，我们往往忽略了那些看似简捷、方便、廉价的方法，殊不知这些方法其实才是最有效的。有些疾病是可以早期预防的，甚至是可以不药而愈的！

健康本是自己的事，本该自己做主！但是现代许多人却把健康交给医生和医院。身体一旦出现不适，立马就想到要去医院找大夫，似乎自己的健康完全是医生的事，这是人们所犯的最大的错误！人活一世，最要紧的就是健康，最宝贵的生命应当掌握在自己手中。一定要把握住健康的钥匙，懂得真正的健康之道。永远远离癌症，远离各种慢性病，远离各种现代文明病！这，并不复杂，记住这句话——大道至简！

目 录 CONTENTS

中篇　天人合一——遵循天道，和谐统一

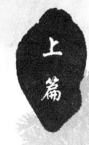

上篇

养生误区——养生还是"养病"

随着物质生活的不断提高，人们对养生也更加关注。各类养生学者、营养学家、饮食专家的出现，也带给了人们五花八门的养生知识。其中，哪些是正确的？哪些是错误的？哪些非但不是养生反而是"养病"呢？我们自己又有哪些一错再错的养生习惯呢？

在这一篇中，我将结合《黄帝内经》，以中国传统医学为出发点，结合中国人的体质和生活习惯，以及我个人多年的临床经验，从饮食、饮水、运动和营养品四个方面，说说大家常见常犯的错误。

第一章　饮食误区

何谓“大营养”

现代人重视营养，有人认为肉、蛋、奶很有营养，有人认为蔬菜水果很有营养，还有人天天吃野菜补充营养，其实都走入了一个很大的误区——营养只是物质。其实，这些物质能否为我们所吸收利用才是最关键的。再多的营养堆在那里，如果不能被我们很好地吸收利用，而是以毒素或垃圾的形式占据我们的身体，那么，我们宁可不要！

真正的大营养是什么呢？其实它就来自我们生活中最常见的食物。

从中医的观点来看，“性”“味”平和的食物就是大营养；好消化、好吸收的食物就是大营养；遵循四季规律成长的食物就是大营养；因地取材的食物就是大营养。

我们要取得大营养，其实非常简单。

1. 早晨要吃"皇帝餐"?

"皇帝的早餐，大臣的午餐，乞丐的晚餐"，很多人都有这样一个根深蒂固的观念。一次我受邀担任某电视节目的嘉宾，主持人也提倡早晨要吃"皇帝餐"，我当时就予以纠正："这种说法就是个误区。"

面对主持人的不解，我举了一个病例。一位病人和我说他头晕，早饭后容易困倦，上午的工作时间干不成事儿，感觉脑子不好使。我在诊疗时问及患者的饮食习惯，发现他的早餐非常丰富，就是这顿"皇帝餐"引发了他以上的种种不适。

"皇帝餐"隐患重重

人经过一夜安静的睡眠，阳气入于阴，到了早晨起床，我们身体里的阳气才慢慢升起来，人处于半苏醒状态。这时候的阳气就像刚从地平线上升起的太阳，它还不够强大，人体内只有一点点能量，人是不能用这点儿阳气去做大运动的，特别是中老年人。

在新闻中我们有时会看到，有的老人早晨出门扫雪心肌梗死急性发作导致猝死。原因就是早晨在气血还未运行起来的情况下去做运动，刚刚苏醒的身体里阳气也刚刚开始运转，还不足以护卫自身，推动气血的运行，再加上突然来到寒冷的环境中，身体毫无招架之力，在这种内因外因的共同作用下就有可能发生猝死。

《黄帝内经》云："因天之序，盛衰之时也。"也可理解为，根据天"气"的变化时序，可对应人"气"的盛衰变化。所以，在阳气还未完全上升的早晨，气血还没有完全运转起来，这时来一顿丰盛的"皇帝餐"，不但要消耗大量的气血，同时会妨碍气血运转，自然是隐患重重。

刚刚苏醒的人，身体里的气血运行相对缓慢，五脏六腑的功能也处在逐渐苏醒、激活的过程中。这时，一顿丰盛的"皇帝餐"，对我们心脑血管的压力，对全身脏器的负担，对胃肠系统的冲击实在太大了。这么多的食物，需要把全身的气血调动过来消化吸收，这样一来，人的大脑能不缺血吗？人的心脏能不缺血吗？人身体该苏醒的地方，该工作的脏器哪里还有足够的气血用啊？气血去哪儿了？它们都去消化"皇帝餐"了。

早晨本就不足的气血忙着在消化"皇帝餐"，五花八门的食物吃进了肚子，胃对食物进行加工腐熟消磨，但因为气血不足，胃的消化吸收能力也不足，又不能很好地代谢，那么吃下去的食物无疑变成了一堆堆存下的垃圾。人们一早便用掉了刚刚生发起来的气血，又不能很好地消化食物，留下的非但不是营养，反而全是垃圾和毒素，那必然会在早饭后感到头晕胸闷、困倦无力。

古人在这方面有很多告诫，孔子在《论语》中说"君子食无求饱""不多食"。《黄帝内经》说："食饮有节。"

太多的疾病都和饮食有关。我诊治过很多糖尿病、心脑血管病患者，在用药的同时指导患者管理饮食，收到了很好的效果。很多人吃完"皇帝餐"后一天都打不起精神，高血压患者血压升高，心绞痛患者胸闷、胸痛，肺脏病患者会出现憋气、咳喘等，其他慢性病患者慢性病也发作起来，这些都与"皇帝餐"有关。

气血不足的身体无法对大量食物进行深加工，因此产生了毒素。这些毒素堆积在身体里，慢慢变成了不良物质，最后导致了种种疾病，就像堆积的树叶沤久了会发酵，会变臭发霉一个道理。身体各种机能全都被毒素堵住了，日复一日，年复一年，我们的身体开始衰老、患病，各种机能逐渐下滑。现在很多二十多岁的年轻人患有"老年病"、慢性病，而且这样的年轻人群日益增多，也都和"皇帝餐"不无关系。

我们常说，一日之计在于晨。晨起饮食的正确与否常常会决定我们一天的身体状态、精神状态、工作生活状态和效率等。一顿"皇帝餐"破坏了这么一个重要美好的时间，还让我们一天剩下的时间无法正常进行工作，身体也不能好好地进行新陈代谢。所以，这顿"皇帝餐"我们还是应该谨慎对待的。

吃得越多越难受

脾胃病患者在当今社会日益增多，他们要么腹胀、腹痛，要么反酸、打嗝，要么口苦、口臭，要么腹泻、便秘，更严重的甚至出现息肉、结石、肿瘤……

我曾看过一个患者，他的口臭很严重，甚至全身都是臭味，他妻子直言不讳地说他身上比茅厕还臭，家人都不能近他的身。这几乎成为家人的一块心病。像这位患者的体味臭到这种程度，毫无疑问是饮食不当导致的。一问得知，这位患者不光吃得好，还顿顿都不少吃。我让他在服用中药调理的同时调整饮食，结果这位患者很快就恢复了正常。想想看，患者口臭到这样严重的地步，身体里得有多少毒素啊！这些毒素都是没有消化的饮食沤在身体中形成的。

　　早餐吃太多后，很多人一天中脑袋昏昏沉沉，记忆力不好，肚子也发胀。这一切的不适，都是因为阳气被堵住了。中医理论认为，人体的阳气是和自然界的日出日落一致的，早晨太阳从东方升起，人体的阳气也一点点升起；到了日上中天，人的阳气也最旺盛；傍晚太阳落下，人的阳气也随之慢慢减少。一顿太多、太好的早餐，会让人的气血受阻，使身体的阳气无法升起来，更无法和大自然的日出日落一同运行。

　　从生理学上讲，吃得过饱会使腹压升高，而使体内气机运行受到限制，加上吃进过多难以消化的食物，以致胸腹压力迟迟得不到放松，如果是冠心病人，其血液循环会进一步受限。中医认为：气行则血行，气滞则血瘀；反过来，血瘀的人气机也不畅，形成恶性循环。冠心病人气血机能本来就差，机体的阳气都是处在一个堵塞状态，势必会让冠心病发作。很多心脏病患者虽然在治疗，但病情还是加重，有的人会在早饭后发生心肌梗死、脑梗死症状，问起他们的饮食情况，其中不少人都是由于吃得过多、过好，使心血管系统负担过重导致。

　　《黄帝内经》说："谷肉果菜，食养尽之，无使过之，伤其正也。"意思是五谷、肉类、果类、蔬菜，这些食物可以调养身体，但不可过用，否则会损伤正气。

　　现代营养学权威——美国的坎贝尔教授在《中国健康调查报告》中也反对吃高营养食物，他认为高营养的食物是所有癌症、心脑血管病、糖尿病等疾病的致病元凶。过多的高营养食物吃下去，不光得不到多少营养，还给身体埋下种种隐患。

　　很多学生家长向我咨询，说孩子要考试了，是不是要给他在考前加强营养。我的回答是：恰恰相反，让孩子少吃肉，少吃蛋白质，这样孩子的脑子才是最清爽的，才能有最佳的发挥，考出最好的成绩。

人们吃了过多高营养高蛋白的食品后，消化障碍、精神不振、身体困倦，甚至情绪也会变得抑郁、沉闷。中医管这种状态叫"湿性重浊""湿性黏腻"。这些高营养食物消化不了，容易产生痰浊、湿浊，令身体感到很沉重。很多人觉得四肢无力、手脚发胀，打不起精神，这些多半都是过食高营养的早餐造成的，他们的阳气全用来消化早餐去了，怎么还会有其他的力气？因此一天的精神状态极差、工作效率极低。

有的人没有饥饿的感觉，但到了用餐时间还是坚持吃饭，这种做法很不可取。本来吃饭的目的是为了补充能量，饥饿是我们身体需要补充能量时产生的提示，在没有饥饿感的情况下吃饭，势必会给我们的身体、脾胃造成负担。

唐代大医学家、养生学家孙思邈说："先饥而食。"这对养生非常重要。因此每顿饭都不要吃得太饱，下顿饭前自然就有饿的感觉了，这时吃起饭来又香，又能得到健康。

水果可以不上早餐桌

在很多家庭、单位食堂以及宾馆饭店，各式各样的水果也出现在早餐桌上，早晨吃一些水果也成了很多人的习惯。就像我们前面所说的，早晨我们的阳气刚刚开始生发，应该推动、协助阳气的生发，而不能妨碍阳气生发。

我曾遇到容易晕车的患者，与早晨吃水果有明显关系；还有部分容易腹泻的患者，也是早晨吃水果所导致。早晨吃了凉性的水果，阻碍了阳气的生发，自然容易头晕；脾胃弱的人还会出现腹泻。

由此可见，我们之所以说早晨最好不要吃水果，其原因有二：

其一，很多水果偏凉性。凉性的东西吃下肚子后，我们的胃要将它加工成热的，这样的做法不但损害了我们的"中气"，同时妨碍了阳气的生发。

其二，水果富含大量纤维素，纤维素的主要生理作用是吸附大量水分，增加粪便量，促进肠蠕动，加快粪便的排泄，它并不能为我们的身体提供能量。然而我们吃早餐的目的是为我们一天的工作学习提供能量。我们胃的装载能力是有限的，如果在早餐食用了水果，会占据原本属于粮食的位置，客观上使我们减少了粮食的摄入。这样的一顿早餐吃下来，我们不但不能摄取足够的能量，还摄入了大量帮助排泄的纤维素，我们的身体怎么受得了？

人体不是机器，我们的身体是由复杂的系统构成，我们的身体有负责保卫的免疫系统，有负责运输能量的血液系统，有维持基本生命的呼吸系统等等。古人认为人是万物之灵，千百年来，我们对人体的了解只是冰山一角，它有很多尚且未知的神奇功能。因此，身体并不需要那些所谓的"饮食条款"，很多问题身体会自行解决，并不是完全依赖于外部调整的。

早餐吃肉因人而异

网上有一个观点，认为早上很适合吃肉包子，因为它包含肉和碳水化合物，人体先消化碳水化合物再消化肉，肉包子全部被消化后刚好到了午餐时间，这样可以有效地抗饿。很多人觉得上午工作很辛苦，早餐更应该吃好点儿，最好来点肉食，因为肉里含有丰富的蛋白质。其实这是一个很大的误区。据一些生活在国外的朋友讲，外国人对于中国人早餐吃得很油腻也是感到疑惑的。其实早餐要不要吃肉，应该因人而异。

肉是很难消化的东西，它不像粮食能直接变成单糖，容易被人体消化吸收利用。每个人的体质不同，肉类在体内消化吸收的时间也长短不一，有的要经过好几个小时甚至更长的时间才能被消化吸收利用。早晨人的阳气本来就不够，还处在少阳状态，我们消化肉类需要很多的阳气，吃肉耗费了体内的阳气不说，还因为难以消化从而容易残留毒素。轻则产生积食，重则会诱发脂肪肝、胆结石等多种疾病。

拿我个人的经验举例，每天上午门诊要接诊病人，一上午可达四五十位。我的气血都集中在处理一个接一个的病人上，为了集中精神为每一个病人分析、判断病情，开出有效方剂，我早餐都吃得很清淡。要是吃几个肉包子，由于肉食难以消化，大部分气血都会被调去消化它，也就不会有充足的气血去工作了。气血被分散后，既不能集中精神工作，也没法好好消化食物，消化系统也会受到伤害，身体里就会逐渐留下了许多毒素。另外，包括我在内的很多脑力劳动者都是坐着工作的，这种工作状态决定了我们本身就不需要，也无法消化太多高蛋白及高脂肪的食物。

如果是体力劳动者或者运动员，那自然早餐可以吃些肉，因为他们气血旺盛，脾胃强壮，且日常消耗大，需要并且也能够消化肉食。

有的读者会产生疑问：你说早上不能吃"皇帝餐"，最好不吃肉，那爱喝早茶的广州人岂不是生活习惯很不健康？早茶的种类丰富，荤的、素的、冷的、热的，好消化的、不好消化的食物都有，但它不属于上班族正常的饮食状态。因为早茶一般都是在上午九十点钟进行，这时已经不是清晨，用古人的话说已经是"晌午"，他们不慌不忙地起床后，和朋友一边聊天一边喝茶吃点心，身心都处于一种很放松的状态，这种情况下吃早茶不会对身体造成很大负担。要是吃得饱饱的马上去工作，恐怕就会对身体造成影响了。

清粥馒头最健康

那么，我们应该选择什么样的早餐呢？我给出的答案很简单——清、净、平、和。

清晨是一个非常清净和谐、悠然自得的环境，我们吃的也应该是非常清净平和的食物。这种食物比较容易被"逐渐苏醒"的脾胃消化吸收，再加上细嚼慢咽，营养能够吸收得非常好。

稠稠的大米粥、香香的小米粥、软软的白面馒头，都是很好的早餐。可是很多人觉得吃这些清净平和的食物没滋味儿，因为他们的味觉被自己长期不良的饮食习惯给弄麻木了。同时丰盛的"皇帝餐"会破坏很多人的胃肠，让胃肠进入一个麻木的状态。这样的胃肠没有本能的知觉，没有饥饿的感觉，吃饭自然没有香甜的感觉了。很多人说：我当然吃饭香甜，我一吃肉就香，吃别的就不想吃。要我说这叫吃肉香，不叫吃饭香。这已经不再是正常状态了，"基本饮食"吃起来都没滋没味，只是对深加工、高刺激、放了很多作料的食物才能产生感觉，这是胃肠功能的扭曲，说明它已经丧失了最基本的感知能力。

我向大家推荐的早餐比较简单，就是主食，馒头、花卷、烙饼、烧饼、稠粥等，可以轮流选用，这些对于中老年人更是益处良多。当然，这个食谱也是因人而异的。比如像我这样从事脑力劳动的人，一上午只坐在办公室里看病，早上来一碗稠稠的大米粥或小米粥，就能够满足我身体的需求了。这样简单清淡的饮食让我精神好，大脑清爽，身体舒适充满活力。很多年前，我选择的早餐也会有鸡蛋和牛奶，但吃完后，我发现脑子不清醒，并且情绪不稳定；而改变饮食习惯后，我感觉脑子非常好使，心情也很轻松，从而使我接诊的时候，有足够的脑力去分析判断患者的病情，同时可以开出最具疗效的方剂。

有的人问我早餐喝红豆薏米粥好不好，我认为对有些人是不太合适的，因为红小豆和薏米都是下气利水之物，且红小豆微酸、薏米偏寒，对早晨的阳气生发大为不利。有的朋友不爱喝粥，喜欢喝豆浆。营养学认为豆类富含大量对我们身体有益的物质，但殊不知豆类远不如大米、白面好消化。我们早晨煮粥时，可以偶尔放一点豆子进去，调剂一下口味，但如果是浓浓的一碗豆浆的话，会给肠胃带来很大负担。

清淡的早餐是否就可以多吃呢？也应该有个度。中医一般不会将饮食分量精确到每餐多少克，按照我国古人的观点，吃七分饱比较合适。尤其现在人们从事体力活动较少，所以一般不能吃得太饱。吃太少会饿，工作的时候容易分散精力，但是吃太饱会使我们的大脑供血不足，容易犯困、心烦气躁、发脾气等，无法集中精力投入工作。

每个人都可以拿七分饱的标准去衡量一下自身状态。早餐只吃七分饱时，特别是中年以上人群，一上午的工作状态、情绪状态和处理问题的状态是什么样的，你的身体会告诉你最佳答案。

不偏不盛进五味

有人会提出疑问，早餐应该吃甜的好，还是吃咸的好？

其实无论甜咸，都应该以清淡为主。现代人们物质条件丰富，竞争激烈，人也容易产生虚火，选择清淡的饮食能对我们的身心平和起到作用，那些长寿老人之所以长寿，与他们选择清淡饮食不无关系。

《黄帝内经》说："五味入口，藏于胃，以养五脏气。"五味指的是饮食中的甘、苦、酸、辛、咸五种味道，一般用来泛指我们的饮食，它们是化生气血的物质基础，又是生命活动的力量源泉。甘味及辛味与身体阳气的产生有着密切的关系；酸味、苦味及咸味与身体阴精的产生有着密切的关系。因此可以说，饮食五味与我们养生保健有着非常重要的联系。同时我们都知道"过犹不及"的道理，五味的偏盛偏衰同样也会对脏腑造成不良影响。唐代医学家孙思邈说："五味不欲偏多，故酸多则伤脾，苦多则伤肺，辛多则伤肝，咸多则伤心，甘多则伤肾。此五味克五脏五行，自然之理也。"五味与五脏五行的生克制化，是大自然的道理。能够正确进食五味，不偏不倚，才符合养生要求。

人的气血"以平为期"，所以选择的食物也应该趋于平和。我们的早餐可以有一点儿甜味儿，也可以有一点儿咸味儿，但都应该是淡淡的味道。如果人一大早就吃刺激性食物，等于将人体平和、协调的状态打破了，长此以往，人的身体就会受到影响。孙思邈说："咸则伤筋，酸则伤骨。故每学淡食，食当熟嚼，使米脂入腹。"这里提醒爱吃酸菜咸菜的人，尤其在早晨，更宜慎用，以免损伤筋骨。故经常进清淡饮食最好，并在进食时要多加咀嚼，使大米营养易入胃肠消化吸收。如果早餐吃对了，一天都会受益匪浅。

门诊中我曾遇到一位50出头的男性患者，身体底子很好，年轻时从来没生过病，来就诊是因为咳嗽了三个月，夜间经常咳醒，诊脉的时候发现他上部的脉较弱，身体寒气也多，整体上脉象与体型不相称，人看起来壮，但脉偏细。问诊的时候他自己说平时感觉困倦，身体也较虚，没什么力气。问其饮食习惯，得知他每天早晚要喝500毫升醋盐水，大约四年了。这就清楚了，中医讲"酸咸无升"，尤其早晨喝醋盐水，阳气根本生发不起来，致使精力不足、肺气不足，而出现上面的脉症。一般人有不良习惯，年轻时不会影响太多，因为阳气盛；岁数偏大后，问题就一个一个出来了，自己往往感觉莫名其妙，岂不知是自己促成了这些疾患！

现在不少人处在亚健康状态，有些还患有不同的疾病，如高血压、糖尿病、关节病等，进食五味就更要注意了。医圣张仲景在《金匮要略》中说："所食之味，有与病相宜，有与身为害，若得宜则益体，害则成疾，以此致危，例皆难疗。……肝病禁辛，心病禁咸，脾病禁酸，肺病禁苦，肾病禁甘。"中医诊治疾病，先要进行辨证分析，找出疾病所归属的是哪个脏腑，根据不同的分类予以不同的方法施治。而一般人并不知道自己是哪一脏有了问题，更无法应用五味进行调理，因此我们主张的饮食清淡，对所有的人都会有好处。

2. 少食多餐合理吗？

很长时间以来，不少人认为少吃多餐有利于保养肠胃，也有利于减肥；胃病患者、呕吐强烈吃不下饭的孕妇更应该少吃多餐。我认为这种观点非常值得商榷，有的情况下少食多餐不光不太合理，还会对我们的身体造成不良影响。

多餐加重肠胃负担

现代人每日吃三餐的习惯，还是近百年的事。过去我们大都是每日两餐，就连清朝时皇帝每天都是吃两次正餐，皇帝每天早上5点左右就起床了，早膳多在上午7～9点，相对吃得比较简单；晚膳多在下午两点左右吃，这是最重要的一餐了，比较重视，有的要吃百十道菜；也有比较节约的皇帝，只摆二十几道菜。晚上如果饿了，六七点钟有可能还要加一点餐，这一餐就比较随便了，皇帝随点随做。

我年轻的时候去支农，早晨起床后就下地干活，等农户做好饭后送到地里时，已经是上午9点多。早饭大都是一个窝头一块咸菜，吃完早饭后继续干活，到了下午三四点就去农户家吃晚饭，晚饭有菜有饭。那个时候，一日吃两餐非常舒服，早晨干活饿了后吃一顿饭，哪怕是咸菜窝头也觉得很香甜，下午干完活后又吃一顿，虽然是粗茶淡饭也觉得滋味很好。那时候，我们一日吃两餐也很少生病，而现代人的身体问题很多，甚至一代人更比一代人差，其中的原因之一是饮食习惯出了问题。实际上，现在我国中部地区及东北地区的很多农村和山区仍然保持着一日两餐的习惯，这些地区的人身体都很壮，不易生病。

一日三餐其实对很多上班族、脾胃虚弱者来说，负担有点重。少食多餐是流传很久的一个充满善意的观点，但却比较盲目。很多人脾胃虚弱，他们的脾胃需要得到休息和养护，这时可以少吃，但不要多餐，多餐反而使脾胃没有时间休息，从而加重脾胃的负担。现实生活中，只有那些胃肠手术后、胃肠功能确实很差的人可以暂时性的少吃多餐，但一天的总体食量也要低于常人。因为脾胃是身体的中心，中医理论认为人是一个有机整体，其他地方生病，肠胃功能也会随之下降；其他地方的病有多重，脾胃的功能也会相应变差。脾胃是人的后天之本，人生病后脾胃一定非常弱。身体的修复是一个缓慢过程，脾胃的修复也是一个缓慢过程。人脾胃的功能还没有修复，身体机能没有修复，就让人多餐，不让脾胃休息，它怎能有机会修复呢？很多人相信生病后要吃有营养的食物，殊不知身体根本无法消化这些食物。如果吃大量高蛋白高脂肪的饮食去补充营养，身体却无法消化它们，这些脂肪和蛋白就会对人体产生不利的影响，临床上我们常会见到由此引起的病人高烧不退或合并感染，使病情恢复很慢甚至恶化。

很多动物生了病，都会自然断食，等痊愈后才开始吃东西。曾有朋友家的一只小狗腿摔折了，躺了两天两夜，不吃不喝，等基本康复后才开始进食。动物的这种做法，是出于本能，其实我们人也有这种本能，很多患者在发病后都会食欲下降。其实感冒发热、腹痛腹泻、口腔溃疡、咽痛等上火类疾患只要饿着点，都能很快恢复。

医圣张仲景在《伤寒论》中谈道："太阳病，发汗后，大汗出，胃中干，烦躁不得眠，欲得饮水者，少少与之，令胃气和则愈。"

明显地看到，医圣张仲景对患者胃的保护多么仔细，只给少少的水，也必须在病人想要饮水时，这种方法极其高妙，可以调和胃气，有效促进康复。可见，病后饮水都要小心翼翼，更何况进食呢？

中医学有句话，叫虚不受补。虚不受补的原因很多，脾胃的不接纳，不运化、功能的减退是一个重要原因，病人全身的能力都在消退，没有那么多气血去消化过多的食物。《黄帝内经》中有记载："病热少愈，食肉则复，多食则遗，此其禁也。"说的就是热性病患者刚恢复不久即吃肉食，会使热病复发；饮食吃得过多过饱，也会使病情反复甚至加重。要求病人病愈后先喝米汤慢慢调养，喝两天米汤觉得胃肠有了食欲再喝点粥，熬得浓稠的大米粥非常养胃，或者吃相当于面片汤的"索饼"，等再恢复了一段时间才可以增加主食和蔬菜。这在很多古医书中都强调，没有食欲就不能吃东西，因为调养脾胃是一个缓慢逐步的过程。

中医学十分重视饮食对疾病恢复的作用。医圣张仲景在给病人服桂枝汤后，予稀粥一碗，以助胃气而行药力。因为生病后，脾胃功能必受影响，喝粥一方面有保护脾胃的作用，一方面又可温暖周身协助行使药性，以促进疾病康复。所以，对于体弱年高之人，患病轻浅之时，可以用稀粥以扶助胃气，尽量少食干硬的饭和不易消化的肉类，才有助于尽快康复。

综上所述，少吃多餐要因人而异，病人脾胃已经很差了，都不能正常进食，还要加餐不是不让脾胃休息吗？如果老是给它加重负担，给它吃难消化的东西，老是让它塞得满满的，它怎么能得到调养？脾胃得不到调养，身体怎么能健康。脾胃是气血生化之源，古人称它为后天之本。这个本源都不知道如何去养，还想要一个好的身体，那不是无稽之谈吗？所以我们养脾胃，一定要学会正确的饮食观念和方法。

每天最多进食三餐，且我们还要因人而异的去看待。当脾胃差的时候，我们就少吃且吃最简单的、最好消化的东西；当脾胃养得足了以后，我们才能慢慢增加食物。

积食容易引起发烧

《红楼梦》里，王熙凤的孩子大姐儿发热，一位太医看了看，说让孩子清清静静饿两顿就好了。大姐儿的发烧症状就是积食引起的，这种情况在当今的儿童中也很常见，只是咱们很多家长分辨不出来小孩的发烧原因，或者是舍不得饿孩子。

我看过许多的发烧小患者，家长说：孩子动不动发烧，一个月一发烧，两个礼拜一发烧。其实这种情况大多是由于孩子吃得太多，从而形成积食导致的。因为积食会产生内热。俗话说："没有内热，哪有外寒。"很多老人都知道这句话，但很多年轻人就不懂了。曾有个妈妈抱着发烧的小孩找我看病，她家的条件非常好，所以小孩也吃得非常好，就产生了积食。我建议让小孩先饿两顿，孩子不饿不给他吃东西。小孩积食都是撑出来的，发了烧，家长又怕他饿着，还顿顿给他加餐，认为生病了得加强营养，结果导致病情越来越糟。我治疗这孩子后，他的家长根据我的建议对孩子的膳食进行了管理，之后他一年多都没再发烧，家长也终于明白了怎么做才是真正对孩子有益的。

不光是小孩，大人也会因为积食发烧。曾有一个外地患者，高烧持续一个月不退，发作起来周身疼痛、全身大汗淋漓，在北京某著名的医院住院，检查结果显示各项指标基本上正常，专家讨论会诊也无法对他的病证提出有效指导建议。他的家人找到了我，由于种种原因不能当面就诊，我给他提供了四条建议：第一，把保健品全停掉；第二，把肉蛋奶全停掉；第三，把水果饮料全停掉；第四，只能吃点米粥、面条这种好消化的食物，还不要吃饱。两三天后，他的身体就完全康复，坐飞机回家了。

过盛的食物在体内堆积难以消化，就形成了毒素和"致热源"，可以导致发热而形成很多疾病。其实大部分发热的病人，让他少吃点，就会很快退热，包括各种手术后发热者。

我们开中药给积食引起发烧的患者治疗时，首先得消食导滞，把他的积食消导出去，肠胃内部清理干净了，患者就不容易招惹外寒。所以要提醒大家，千万不要吃得太饱。

加餐消夜不可用

很多人有吃消夜的习惯，殊不知这种习惯有着巨大的安全隐患。白天吃三餐够了，夜里加这一顿实际上加的是"毒"。《黄帝内经》说："胃不和则卧不安。"因为晚上吃的东西很难消化吸收，而且不易排出体外，这样一来，不但影响睡眠，同时给健康种下隐患。

古代的中国是一个农耕社会，我们的祖辈都一日两餐，我们身体里也没有消化多餐的遗传因子。一日三餐原本是西方人的习惯，我们吃了这么多年一日三餐，也让自己的肠胃适应了这种习惯。但是有的人中午吃大餐，吃到下午两三点，这样的情况实在没必要吃晚饭了。如果要加餐，首先要建立在自身需要的基础上，脾胃没有这种需求，没有饥饿的感觉，到了晚上还加餐，那是给自己的身体找麻烦。

古人不提倡晚上多吃，更不提倡吃夜宵，药王孙思邈在《备急千金要方》中指出"一日之忌者，暮无饱食""饱食即卧，乃生百病"。大诗人苏东坡也说道："常节晚食，令腹宽虚，气得回转。"这些都指出了晚上多吃东西、吃得过饱，会对我们身体造成多重的危害。

我们平时不吃太多，等到饿的时候，正赶上进餐时间，这时食欲好，吃得香，也有助于消化吸收。中医尊崇天人合一，认为天体和人体是个完全统一的整体。晚上7点以后，太阳下山，我们的身体也要休息，阳气开始内收，胃肠没有动力再运化食物了，于是，积食和垃圾就这样产生了，所以晚上加餐对身体害处极大。

有的人建议用脑的上班族在休息时间吃点儿点心、水果、干果，这样可以增加体力，但一个坐办公室的人要是正常吃了早饭的话，中途是不会饿的，不饿进食会反受其累。上班族在正餐前吃坚果也不合理。首先，坚果含油脂重，不易消化，脾胃弱的人吃下去就会妨碍气血的运行，实际上现在大部分人脾胃都偏弱；其次，它在人体内的代谢产物会加重某些病情，比如说痛风患者吃多了坚果就发作得更厉害；最后，你在工作期间吃了东西，你的气血需要分一部分来消化食物，也没法全神贯注地工作。

我们不应该拿自己的肠胃和西方人的肠胃比，我们中国人的胃肠没那么强壮。中医认为"脾主四肢肌肉"，看看我们和西方人的体型差距就不难看出问题所在了。

现在有的幼儿园和小学也会给孩子加餐，很多孩子因为饮食习惯不好而生病。我给一些幼儿园提过建议，让孩子根据需要来决定要不要吃加餐，孩子不想吃就不吃了，少吃后都很少生病。由此可见加餐是一个不太合理的饮食习惯。

晋代名医葛洪在《肘后备急方》中说："饱食便卧，得谷劳病，令人四肢烦重，默默欲卧，食毕辄甚。"这里讲的"谷劳"是一种胃虚阳气弱的疾病：四肢沉重，困倦乏力，食后更甚。这也恰恰说明了多食不宜的道理。

越吃不下越不能多餐

我治愈过很多胃病患者，没有让我碰到一个需要多餐的，因为他们大都是饮食不注意造成的胃病：吃太多、太凉、不好消化的、刺激性的东西，包括吃错药的。还有一种是思虑过度引起的胃病，这类胃病患者更不能多餐。《黄帝内经》讲"思伤脾"，人越忧思脾胃就越差，越差就越没有消化能力。没有消化能力的情况下，多餐的食物会变成毒素，这是一个可怕的恶性循环。脾胃的能力很有限，人的食量也是固定的。所以，胃病患者应该让胃得到充分的休息，使脾胃慢慢地强壮，而不是靠多餐来调养。

对于吃不下东西的胃病患者和孕吐严重的孕妇，更不能多餐。实际上所有的孕吐问题都跟孕妇的脾胃虚弱有关，脾胃虚弱的女性都容易妊娠呕吐。妊娠呕吐吃点中药也能很快治愈，如果不吃中药注意饮食也能逐渐好转。一般呕吐时间在一个月左右，这段时间里，孕妇肯定要少吃的，因为脾胃没能力接受食物。呕吐，就证明脾胃在排斥食物，脾胃在告诉我们它受伤了，没有能力接纳这么多食物，多餐必然会让脾胃负荷过重。女性怀孕后，全身的气血会重新调整运行方式，脾胃也会受到影响。脾胃虚弱的孕妇有孕吐反应，实际上是给我们的脾胃一个休息的机会，不让我们吃多、吃杂和吃不好消化的东西。有些孕妇呕吐严重后还吃大量水果，以为感觉会好一点，其实是脾胃已经麻木无知觉了。就像我总说的大米粥、白面馒头这样的东西特别养脾胃，水果是不养脾胃的。

孕吐严重的女性越多吃，就会吐得越厉害，这也是脾胃自我保护的一个本能。现在很多生病的症状，实际上是本能的一个修复过程。孕妇呕吐就是本能在修复她的肠胃，因为孕妇要调动全身气血去养育这个胎儿，那么胃肠能力自然是有下降的，不足的。我们每天都要吃饭，肠胃得消化吸收食物，这是一个要耗费很多气血的地方。呕吐不止的孕妇本来就不愿意吃，如果还让她多餐，对胃肠是进一步的伤害。

一般认为，病后要加强营养，多吃、吃好。而中医非常强调病后慎养之法，以防疾病复发。《伤寒论》说："病人脉已解，而日暮微烦，以病新瘥，人强与谷，脾胃气尚弱，不能消谷，故令微烦，损谷则愈。"意思是：病人已经好了，却出现稍烦的现象，是因为大病初愈的人，吃了较多东西，但胃气此时还很弱，不能消化那么多食物，所以就出现了微烦的现象，此时少吃一些就可以了。这里也是强调了病后少食的重要意义。

中医重视"食复"现象就是指"因饮食失宜，引起疾病复发"的情况。因为疾病初愈，脾胃功能还很弱，患者没有食欲，要是还给他吃很多食物，不仅不能很好消化，还会出现不适症状。古代医家此类告诫很多，宋代名医成无己说："病热少愈而强食之，热有所藏，因其谷气留搏，两阳相合而病者，名曰食复。"意思是患热病初愈强与进食，体内余热未尽，与所食之热相合，导致热病反复，称为食复。

临床上我看到很多病人吃得很少，家属为了让他们早日康复，往往会劝他们多吃点东西，拿来鸡蛋羹、肉汤劝食，实际上此时这些食物对病人的康复弊大于利。鸡蛋哪有米汤那么好消化，肉汤消化起来就更难了。养人的食物恰恰是米汤，如果人一天不喝水仅喝米汤，身体可以养得很棒。医圣张仲景特别主张，重病人在康复期间，先喝一点米汤试试，如果你能喝下去也不呕吐，说明身体还有能力恢复。

现代人饮食丰富，往往忽略了最养人的食物就是最简单的食物，因为它很容易被吸收，它的营养很容易被我们利用。比如大米粥、米汤、玉米面糊等等，它们虽然是简单的食物，但非常平和温润，最平和的食物也是最养胃的食物。这些粥上面一层稠糊叫粥油，就属于大营养。我们放弃大营养的食物，错误地去追求不够平和和温润的食物，进入了一个很大的误区。

3. 五谷吃得越多越健康？

《黄帝内经》中说"五谷为养"。五谷是滋养我们身体的宝贵粮食，它们平和滋补，几乎适合所有人，是维持我们生存不可或缺的物质。但是，五谷也并非吃得越多越健康，万事万物都有它的规律，遵循天道，顺应自然，才是最大的养生秘密。

何为"天下第一补"

《本草纲目》记载："天生五谷，所以养人，得之则生，不得则死。惟此谷得天地中和之气，同造化生育之功，故非他物可比。"

中国古代，将主要粮食称为"五谷"，指稻（大米类）、麦（白面类）、稷（小米类）、黍（玉米、黄米类）、菽（豆类）。如今，"五谷"作为庄稼和粮食的总称，它成了我们的主食。

稻米，也就是我们常说的粳米，是我国南方人民的主食，北方也有很多人喜欢把它作为主食。《黄帝内经》曰"稻米者完……此得天地之和，高下之宜，故能至完。"是说稻米的气味最完备，因得到天地四时和平之气，又生长在高低适宜的地方，所以气味最完善。

李时珍在《本草纲目》中记载："粳米。气味：甘、平……新米乍食，动风气。陈者下气，病患尤宜。主治：益气，止烦止渴止泄。温中，和胃气，长肌肉。补中，壮筋骨，益肠胃。煮汁，主心痛，止渴，断热毒下痢。……通血脉，和五脏，好颜色。""小儿初生三日，应开肠胃、助谷神者：碎米浓作汁饮，如乳酪。"新米刚开始吃，会动风气。陈米下气，对病人尤为适宜。大米性味甘淡平和，可以健脾胃，壮筋骨，通血脉，调五脏，对人体有很好的补益作用。古人称之为"天下第一补人之物"，人们每天食用都百吃不厌。过去婴儿喝不到奶水的话，大人会给他喝稠稠的米汁，也可以把孩子养得健壮，因为米汁能够开胃和助食。提到新米会动风气，是说可能会引动"风寒风热证，风疹、皮肤痒"等与"风"有关的疾病。对于体弱的老人、小儿、病人等最好吃陈米。

西方营养学认为大米富含多种营养，其中最多的是碳水化合物即淀粉类物质，还含有蛋白质、脂肪，以维生素B族为主的多种营养素及含钙、磷、铁等的矿物质。粳米粗纤维少，它的营养成分、可消化率和可吸收率是最高的，并能补脾健胃，因此它也是药食同源食材。

很多人爱吃糙米，糙米很伤胃。我曾给一些台湾人看病，由于他们很爱吃糙米，结果很多人得了胃病，有的天天胃痛，有的腹泻腹痛，有的舌苔剥脱呈地图舌，有的没有舌苔，这些都是脾胃受到很大损伤的表现。糙米偶尔吃吃可以，煮的时间要长使之软烂一些，吃的时候还得细嚼慢咽。要知道，我们脾胃最容易接受的食物，就是柔和的食物。

医圣张仲景对米的重视度非常高，众多药方里都将粳米作为一味药来应用，比如著名的"白虎汤"。"白虎汤"是用来清阳明胃经燥热的，共有四味药：生石膏、知母、甘草和粳米。还有"桃花汤"里用粳米来扶正和胃。"竹叶石膏汤"也用粳米来调养胃气。粳米不光用在药里，还是病后一个非常好的补养品。粳米熬的黏稠米汤可代替人参汤，用以治疗虚证，因为营养丰富，又容易消化，便于吸收，病人、产妇和小孩都可以用来调养身体。

唐代医学家孙思邈认为，粳米能养胃气，长肌肉。粳米有补脾胃，养五脏，壮气力的功效。北宋文人张耒认为，每日清晨吃米粥是进食补养的第一妙诀。他在《粥记》中写道，"每日起，食粥一大碗，空腹胃虚，谷气便作，所补不细。又极柔腻，与肠胃相得，最为饮食之良。"大文豪苏东坡也经常晚间食用米粥来调补，他说："粥既快美，粥后一觉，妙不可言也。"诗坛寿翁陆游活了86岁，深受米粥的补养之益，从中悟出吃粥养生是延年益寿最简便有效的妙法。他专门写了一首《食粥》诗："世人个个学长年，不悟长年在眼前，我得宛丘平易法，只将食粥致神仙。"

稻谷分早中晚三季，当然以成长时间越长越好，早稻、中稻、晚稻当中，晚稻最好。因为晚稻的日照时间最长，在大地的生长时间最长，所以营养也更好。

另外，还有一种黏稻米，也称糯米。《本草纲目》记载说糯米："味甘，性温"。"作饭温中，令人多热，大便坚……益气止泻……

暖脾胃，止虚寒泄痢，缩小便，收自汗，发痘疮。"还提到"久食令人身软，缓人筋也……妊妇杂肉食之，令子不利……久食发心悸，及痈疽疮疖中痛……糯性黏滞难化，小儿、病患最宜忌之。"看来，糯米不可多食。发烧的人不能吃它，因为糯米会使人发热。大便干结的人也要少吃。其还会令人动风气、发疮疖等。另外，糯米容易生痰湿，过食会让人筋骨无力，同时痰热体质、消化不良的人也要少吃。孕妇将其和肉同吃，对腹中胎儿不利。因其糯性黏滞难以消化，小孩、病人不宜多食。

陈麦平和胜新麦

小麦的粮食制品就是我们吃的白面。人类吃小麦的历史从新石器时代就开始了，它的栽培历史已有几千年。

小麦在我国种植面积很广，北方的麦子质量比较好。小麦在秋季播种，冬季生长，春季开花，夏季结实，具备四季中和之气，所以是五谷中价值最高的。气候暖和的地方可以春季播种小麦，到了夏季就能收获，但它和秋季种植的小麦相比，显得四气不足，品质就差一些。东南地区比较潮湿，长出的小麦品质不太好，所以长江以南的小麦不如长江以北的小麦对人更有益。

李时珍的《本草纲目》记载说："新麦性热，陈麦平和。"其中"陈麦"可以"除客热，止烦渴咽燥，利小便，养肝气，止漏血唾血。令女人易孕。养心气，心病宜食之……陈者煎汤饮，止虚汗。"因为陈麦性平和，所以大家还是吃平和的陈麦比较好。

《本草纲目》中还说到用水淘时漂浮起来的小麦，焙干用，叫浮麦，"气味：甘、咸、寒，益气除热，止自汗盗汗，骨蒸虚热，妇人劳热。"

小麦磨成面后就是我们北方人常吃的白面，性味作用有所不同。《本草纲目》记载："面。气味：甘，温……不能消热止烦……性壅热，小动风气……主治：补虚。久食，实人肤体，厚肠胃，强气力。养气，补不足，助五脏。水调服，治人中暑。"因其性温，故不能去热止渴。其性壅热，也会小动风气。作用为补虚。长久服食，使人肌肉结实，有助肠胃，增强气力，有助五脏。用水调服，可治中暑。

面食也常常对病人治疗有重要意义。古人把麦粉做成的条索状食物称作索饼，医圣张仲景从病人吃索饼的过程中可预知病情的发展。如《伤寒论》第332条："伤寒始发热六日，厥反九日而利，凡厥利者，当不能食。今反能食者，恐为除中。食以索饼，不发热者，知胃气尚在，必愈。"此处讲的是"厥阴病"重证，由于胃气衰败，本应当不能食，病人反常，突然要求进食，食后可能导致病情恶化或死亡，这种情况称之为"除中"。当患者可能出现"除中"现象时，医圣张仲景予索饼探之，病人吃了后不发热者，证明胃气还可以，病情容易好转；反之如果出现发热，说明胃气很差，病情会进一步加重。这里，医圣做出了示范，对病人时时处处要细微观察，特别对饮食丝毫不可大意。明确地告诉我们：胃气的消与存、多与少，决定着疾病的预后。中医认为，"有胃气则生，无胃气则死"。可见，保护胃气至关重要，对于患病者绝对不可大意。

面食，在我国北方作为主食，能养人补虚，所以北方人显得更为强壮。身体弱的人，常吃面食，可以逐步改善体质。因其更容易消化吸收，所以患脾胃病的人应该以面食为主，因其能够更好地促进肠胃功能的恢复。

小米豆类各有利弊

五谷中的"稷"指的就是小米，也叫粟米或黍子。小米的品种也很多，没黏性的就叫小米，有黏性的叫小黄米或黏米。

我们常吃的小米也很养人，《本草纲目》记载小米："气味：甘、寒……主益气，补不足。治热……作饭食，安中利胃宜脾。凉血解暑。"小米属于粗粮，不像大米白面更容易被人消化吸收。病人吃大米白面可能更好，但身体强壮者，脾胃也比较好的人，经常吃小米饭、小米粥，对身体也有很好的补益作用。

北方人常吃的玉米，也叫玉蜀黍、玉高粱。其产量很高，属于粗粮，但很多人喜欢吃它。可以在秋天收获季节，吃煮玉米，非常受欢迎。也可以磨成面作粥，作干粮，还可碎成玉米糁做稀饭，都很不错。只是不那么好消化，脾胃弱的人就要少吃。《本草纲目》说它："气味甘平，主调中开胃。"对人体也有很多好处。

五谷里还有豆，豆类营养也很不错，但它确实难消化。所有的豆吃多了都会腹胀，与其所含的较多难消化的纤维素及某些易产气的糖类有关，容易造成大便干结或是肠鸣、肠胀气等毛病。古代养生家嵇康说："豆令人重。"意思是过量吃豆就会让人觉得身体沉重。孙思邈说："夫善养老者，非其食勿食……如黄米、小豆，此等非老者所宜食，故必忌之。常宜轻清甜淡之物。大小麦面、粳米等为佳。"这段话表明了养生与饮食的关系，其中就提出了"豆"不适合老年人食用，其实不光是针对老人，很多脾胃虚弱、体质单薄、病后之人也都需要参照去做。

临床上经常看到很多患者因为吃豆过多造成脾胃损伤，很多是常用各种杂豆一起熬粥，或打成粉服用，经常吃会出现很多问题，尤其是早餐吃豆，可能对一整天都会造成影响，特别在中老年人和脾胃虚弱的人当中，造成的问题就更多了。如很多患者出现腹胀便秘，有的胃痛反酸，有的每天困倦乏力。一位患者由于每天早晨吃豆糊，出现耳鸣、听力下降、头昏。中医认为豆类大多是入肾的，也有很多有固肾的作用，其作用方向趋下，又很难消化，早晨吃不利于身体的阳气生发，造成脑供血不足，出现头晕、耳鸣，尤其是老年、动脉硬化者这种情况很多。

豆子不易消化，容易滞气，多食影响体内清气上升，尤其早晨食用后，可以使人一天的阳气都难以生发起来，日复一日，后果可想而知，头昏头涨、目涩不适，面色越来越暗，甚至长出很多黑斑等。因此，五谷中最养人的还是大米白面，其他就要因人而异了。

吃饭过饱伤气血

古人对饮食的讲究并不比现代人差，但是其方法却大不一样。认为谷气充足了气血就能协调，筋骨就会强壮，形神就会完善稳固。气血与饮食，必须相互为对方所用。如果在日用饮食时，能够掌握正确的原则，人身就会强壮健康。

我们吃的五谷，是提供生存、生产、生命各种活动的最主要能量来源，但并非吃得越多越好。《论语》讲："君子食无求饱。"《黄帝内经》讲："饮食自倍，肠胃乃伤。"宋代《圣济总录》讲："太饱伤脾，脾伤则善噫、欲卧、面黄。"古代圣贤之人，均是饮食有节，故气血周流，身爽而智慧。古书中常讲，如饮食过量，不知控制，脾胃就会受到很大伤害，脾胃受伤，自然不能化生气血；造成气血匮乏，精神不振，身体困倦，而善叹息、欲卧、面黄等。因此，我们吃饭应该七八分饱，以防伤害脾胃并且间接的会伤害气血。我们脾胃的功能是有限的，如果让它无限的使用，天长日久，脾胃功能就会越来越差。这样的例子很多。

曾有一个外地儿童来找我看病，说是哮喘，西医检查过敏源是对牛奶和鸡蛋过敏，我诊脉后察到他脾胃负担很重，就问他"你是不是每顿饭都吃得很饱？"陪同来的家人马上回答"可不是吗，他妈妈每天都给他买很多好吃的，想要什么买什么，他也很能吃，不吃个够不算完。平日总是见他喘吁吁的，气不够用的样子。"原来是撑得喘不过气来，他妈妈也承认确实是这样，回去在服药的同时纠正了饮食习惯，自然也不会那么气喘了，更谈不上什么过敏的问题了。

唐代医学家孙思邈说："盖饱则伤肺。"意思是吃得过饱会损伤肺气。从器官位置上讲，肺位于胃的上方，胃饱胀后挤压到肺，使肺气的宣发肃降受限；从功能上讲，中医认为肺主气，气为血帅，过饱伤肺，则气血均会受到影响，很多饭后心肺疾病发作的人均与此有关。还有很多人吃完饭就困，尤其是脑血管有问题的人这种情况较多，由于吃得过多或不易消化的食物较多，造成气血不够用，因为我们消化食物也是要仰仗气血运行的，而且需要的还很多。中医理论中脾胃为多气多血之脏腑，其作用至关重要，当然占用的气血也多，此时脑部供血自然就跟不上了，以致出现头昏、眼花、耳鸣、困倦等症，因此，老年人以及心脑血管疾病的人尤应提高警惕。

现在很多人都是坐办公室的上班族，有些人活动量非常少。这些脑力活动多的人，脾胃通常不会很壮，这些人吃饭一定不能超过八分饱。要根据脾胃的感觉，有的并不感觉饿，甚至胃还是胀的，就更加需要控制进食了，这样既不伤害脾胃，又不妨碍气血的流通，还能使食物得到较好的消化吸收，整体上使身体得到最大的收益。

孙思邈说："不欲极饥而食，食不可过饱。不欲极渴而饮，饮不欲过多。饱食过多则结积聚，渴饮过多则成痰癖。"这里的意思是，饿了该吃，渴了该喝；但不要等饿极了渴极了再进食进饮，否则非但无益，还会造成积聚和痰癖这类的疾病。

4. 多吃水果能养生？

"每天一个水果"是许多人的健康饮食标准，有人拿水果当饭吃，认为既减肥又健康，还有人相信不同时段吃不同水果最滋补。水果应该怎样吃，吃多少，哪种人不适合吃？其实很多人在吃水果时都没弄清楚这些基本问题。

五果为助

我们前面说过"五谷为养"，现在来说说"五果为助"。

《本草纲目》记载："木实曰果，草实曰蓏，熟则可食，干则可脯。丰俭可以济时，疾苦可以备药。辅助粒食，以养民生。故素问云：五果为助。五果者，以五味、五色应五脏，李、杏、桃、栗、枣是矣。"李时珍这里说的是：树木结的是果，草结的果是瓜，成熟后可食用，晾晒干则成果脯。生活困难时可以用来救济，疾病痛苦时也可代为药用。能辅助粮食，为人们日常生活提供保障。因此《黄帝内经》说五果为辅助性食物。五果、五色都跟人体五脏相应。五果包括水果，如李、杏、桃；还包括干果如板栗、大枣。古时常用水果做果脯，"脯"是月字旁加一个甫字，意思是干肉。果脯是可以晒干储存的食物，也就是说，它是个备用食物，是用来辅助粮食的，不是必不可少的主食。

古人把水果看作"生冷"，由于其多具寒凉之性，所以并不多吃，尤其是女子、老人、体弱生病者，就更应该控制了。《本草新编》说："夫人生于火，不闻生于寒也""从来脾胃喜温，而不喜寒……胃寒则脾亦寒。脾胃既寒，又何以蒸腐水谷哉。"

近年来，很多人都有脾胃问题，出现胃胀、胃痛、呃逆、吃饭不香、易呕吐、腹泻、便秘等症状。过去，老年人才会脾胃弱，生这些病，现在每天都有各个年龄层的人来看这些病。按说，这些病治起来也并不难，只要注意了饮食，吃些中药很快就能好，可是很多人的观念根深蒂固，认为水果有营养，在临床经常看到很多人都没了舌苔，或者成了"地图舌"，还在不断吃水果。我记得我们从小就知道胃肠不好的人，不能吃水果，而现在的人，常常是自己并不想吃，而家里人非逼着吃，搞得很多人脾胃都弱，临床中碰到疗效差的，大多是与此有关。

现代社会物质资源丰富，有嫁接水果、温室水果，我们古人所吃水果的种类自然没有现代这么多。现代人觉得水果有营养、有维生素，吃得越多越好，其实是把水果和主食的作用颠倒了。有的人一天吃很多个、很多种水果，甚至不吃主食光吃水果，将"五谷为养"完全抛到脑后，这实际上是一个大错误。水果是辅助粮食的，粮食才是真正的营养。西医认为水果中的维生素是起到辅助作用的酶促剂，帮助人体对粮食的吸收、利用和代谢。也就是说，水果为我们身体提供能量其实很有限。

水果究竟有多少作用呢？《黄帝内经》和《伤寒论》都提到了很多水果的利弊，李时珍等医药大家也都谈到这些问题，其实多吃水果对有些人来说是弊大于利的。如果我们不认清水果的利弊就食用，会造成很多慢性疾病。

果子生食生疮

《本草纲目》记载："凡果未成核者，食之令人发痈疖及寒热。"此指水果未成熟时，食后会让人产生痈疮疖肿，以及寒热之病。这已经被古代很多医家所证实。在临床实践中看到，很多人水果吃多了也会出现疖肿疮疡。

一些女性面部长皮疹和痤疮，很多老人小孩长湿疹，都和吃水果过多有关。因为水果吃多了后，会让各种湿气堆积在身体里，容易造成长疹长疮。

我接诊过一个年轻的女患者，她脾胃很弱，人瘦面色差，满脸疹子，到处看也看不好。这些疹子颜色暗淡，长得又很密实，又黑又紫。这个女患者过去是以蔬菜水果为主食的，吃的饭很少。我告诉她，养脾胃必须以主食为主，一定要多吃主食少吃菜，保持每顿七八分饱，并且细嚼慢咽，这样身体才能好。身体好了面色就能改善，面部的疹子和痤疮实际上是身体的毒素引起。

毒素从哪里来？吃进去的东西，无法完成正常的消化、吸收、代谢，最后堆积下来就变成毒素。毒素为什么跑到面部？因为食物吃下去进了胃，阳明胃经的很多穴位都分布在面部，所以面部症状跟脾胃功能有着极大的关系。你面色不好看，灰暗没光泽，有各种疹子和痤疮，都跟脾胃有极大的关系。

我给这位患者开了几剂药，她复诊时疹子非但不见好，反而更重了。这让我非常纳闷，就问她的饮食习惯。她说，我现在吃菜少多了，都拿水果代替，每天吃大量水果。这使我哭笑不得，这位患者真是聪明反被聪明误，水果和蔬菜是相类的东西。嘱咐少吃蔬菜多吃饭，是为了养脾胃呀。每天食用的蔬菜里维生素已经足够了，还吃很多水果，更何况水果没有经过火的烹饪，是生冷食物。所以古人主张要少吃水果。孙思邈指出："老人所以多疾，皆由少时多春夏取凉过多，饮食太冷。"也就是说，老年人疾病多，大都因年少时于春夏季节取食凉物过多，饮食过冷的关系。很清楚地告诉我们，即使是年少体壮，即使是春夏天热，也不可食过多生冷的东西，更何况中老年人，在秋冬季节，就更不适宜了，否则会疾病横生。

我告诉这位女患者，要想让面疹好得快，就得把水果停掉，要想吃水果的话，可加热后再吃。她听了后，注意了饮食习惯，吃中药后才顺利控制了病情。

很多湿疹患者的病因也和吃水果有关。我曾给一个外地来的老年妇女看病，她浑身是密密麻麻的红色湿疹，每天痒得睡不着觉，求医问药了两年也没治好。

长湿疹无疑和脾胃功能有关，因为脾虚生湿。要想祛湿，就得找到患病的源头。我问到她的饮食习惯，她说除了吃饭，每天吃好多的水果。陪诊的女儿说，我们对老人好极了，什么水果好我们就买什么。没吃过的，稀奇的水果，我们都买来给母亲吃。我明白老太太为什么长了一身的湿疹，就因为家里的孩子孝顺错了方向。在我的建议下，病人停掉水果后，经过治疗，症状很快得到改善。

像这位老年人的情况我见得很多，太多长期湿疹的患者由于长期过量食用水果、生冷冰镇食物，病情迟迟得不到改善。

张仲景在《金匮要略》里讲得很清楚："果子生食生疮。"我们年轻时，称痤疮为"青春痘"，因为只有年轻人才得，那时很少有水果吃。现在生疮的人，不光有年轻人，中老年人都不少，严重的不光脸上是痤疮，头上、身上、胸背全是痤疮。如果不好好控制水果的食用量，痤疮很难治愈。其实，很多水果吃入过多后都容易让人长疹子，生疮疖甚至痈等，如桃、杏、苹果等。

生冷水果伤肺

《难经》讲道："形寒饮冷则伤肺。"形寒是说身体受寒，饮冷是说进生冷食物。中医将没有达到人体体温的食物都叫生冷食物。《黄帝内经》进一步说明："皮毛者，肺之合也，皮毛先受邪气，邪气以从其合也。其寒饮食入胃，从肺脉上至于肺则肺寒，肺寒则外内合邪，因而客之，则为肺咳。……此皆聚于胃，关于肺，使人多涕唾而面浮肿气逆也。"这段话的意思是：人体表的皮毛与肺相合，当皮毛受了邪气（如寒邪），可直接传给相合的肺脏。如果再吃了寒冷的饮食，则寒气经肺脉上达于肺，又引起肺寒，这样外在的寒与内在的寒共同侵犯于肺，就形成了肺咳。……总之，咳嗽的发生都是邪气（寒气）聚于胃，而影响到肺，故使人出现清涕、垂涎、面部浮肿、咳嗽气逆。

中医认为肺是娇脏，不耐寒热。现代人肺受伤的病例很多，比如肺炎、哮喘、支气管炎、肺气肿等，还有慢性鼻炎、鼻窦炎和过敏性鼻炎等。肺开窍于鼻，肺受伤了自然会影响鼻子。

中医认为肺主皮毛，故很多皮肤病跟肺关系密切；并认为肺还负责水的代谢，很多水肿也跟肺有关。很多痰证，也跟肺有关。肺受到伤害，很大部分都跟吃生冷食物有关。许多人以为吃水果越多越好，其实如果这样做，每天都在不知情的情况下进行自我伤害。

古人说吃梨可以生津解渴、清肺热，还能治肺热的咳喘。过去治肺热咳嗽可以用川贝蒸雪梨。确实古代时期肺容易生热，因为以前没有冷气、空调、电扇，没有冰箱、冷柜、冰镇饮料和食品等；也因为他们吃不到那么多水果，其实几乎所有水果都可以清肺热。但水果能清肺热，也能寒肺，这就是有利有弊。

现在的咳喘患者都会吃不少生冷食品，水果、酸奶、冰激凌，很多人越吃凉的越爱上火，越上火越吃凉的，形成一个恶性循环。现在大部分人的肺是寒的，但是自己不知道。很多咳嗽患者还有一个认知错误，他们只知道梨能治咳嗽，却不知道梨只能治肺热咳嗽，肺寒引发的咳嗽症状吃梨只能适得其反。

我的一位西医朋友，最近咳嗽了一两个月来找我，她也觉得自己是肺热咳嗽，我告诉她是肺寒咳嗽，开的药是以桂枝汤为主的偏温药物。她吃药后咳嗽得到显著改善，这才明白过去的认知错误。

还有一位每天要喷气雾剂的哮喘患者，哮喘症状缓解几个月后又来就诊，说哮喘不仅复发了，还更厉害了。我一问，才知道他吃了梨。他本来担心吃水果会让疾病复发，但因为天热口渴，加上朋友劝说，他也觉得梨能清肺热，就放心吃了。病人如果哮喘症状缓解了几年，偶尔吃个梨可能无所谓，但他哮喘症状缓解还没几个月就吃，肯定会再犯病。像他一样的人不少，以为慢性咳嗽、慢性鼻炎、慢性咽炎患者吃梨好，以为吃梨不多、吃的时间不久，才造成了病情不愈，但没想到，长期吃梨却让他们的肺一直受寒。一位多年哮喘而且症状较重的患者，到处求治都不好，找我之后，一问，她特别爱吃水果，我说这就是你症状总也控制不好的原因，听了我的劝告，又开了中药，经过临床观察，很快得到了有效的缓解。

我们给这些患者诊脉可以清楚地感到，正常感冒发烧、咳嗽肺热的患者，肺脉应该是浮的。而这些患者的肺脉都是沉的，紧的，软的，又细又弱，甚至摸不到肺脉，说明他们都是存在肺寒、肺虚状况。

这样的患者我每天都会遇到，我想告诉大家，吃水果之前，要想一想，判断哪些疾病是跟肺相关的，然后把水果的量控制下来，身体状态一定会迈上一个更好的台阶。

水果多食易伤脾胃

李时珍说："《别录》著梨，只言其害，不著其功。"是说古代《名医别录》著作中谈梨时只说它有害，不说它有好处，这也从侧面说明了梨的弊大于利，现代人则恰恰相反，只看到水果的好处，对其害处视而不见。李时珍说梨"多食令人寒中"。什么叫寒中？"中"指的是中焦。中焦指的什么？脾胃。寒中就是指寒伤脾胃。

梨本身是一个甘寒微酸的水果、可以清热止渴，治热咳，治心烦。现在脾胃虚寒的人很多，如果吃梨太多会让脾胃更加虚寒，更加弱。

大部分水果具寒凉之性，吃多了后首先伤害我们的脾胃，因为我们脾胃是喜温暖的，脾胃受寒后会造成腹泻反复发作。有的人天热爱吃西瓜，爱吃凉菜，往往腹泻腹痛久治不愈，和吃生冷食物有很大关系。还有的人经常肚子有饱胀感，面部和身体水肿，大都跟过多地吃寒凉的食物有关。有一位患者腹泻三四十年，来我这里是为了治其他的病，一周后复诊时，他告诉我没想到几十年的腹泻治好了，一方面是药的作用，另一方面与我们嘱咐患者少吃生冷也有很大关系。

水果吃多吃少，也要因人而异。青壮年、体力劳动者在天热时可以适当地吃一些水果，因为水果生津止渴。不适合多吃水果的人主要指的是脾胃较弱，特别是脾胃虚寒，气血比较薄弱的人，尤其冬季和寒冷时。因为水果是生冷食物，它不养气血，不适合阳虚的人、气血功能不足的人和身体弱的人。

比较麻烦的是有些人早晨就吃水果，如果是气血薄弱的人对身体的伤害就更多了。一个30岁左右的女患者，每天早晨吃一个苹果或其他水果，已经连续三四年了，我问她，你觉得这三四年身体是好了，还是不好了，她考虑了一下，觉得她所有的问题都与此有关：容易胃胀反酸，变得越来越抑郁，心情很难舒展，越来越容易疲乏，月经也越来越少，面色也越来越差，还爱长很多疙瘩。由于水果多是寒凉性质，多食则直接伤害脾胃功能，使之出现胃胀反酸等症状；早晨吃后阻碍了体内阳气的生发和气血的宣畅，久而久之就导致了胃胀反酸、抑郁、疲乏、月经量少等；又由于生冷寒凉食品最易生湿，同气相求之故，因湿性晦浊，使得面色差并长痘疹。我的门诊经常会有些人来此"美容"，因就诊后能使他（她）们的气色改善，面部润洁并透发光泽。这都是使阳气生发起来的结果。

中医理论认为，脾胃是气血生化之源，只有脾胃强壮了，才能使身体气血充足，精神焕发，事业也就容易发展。

女性吃水果有禁忌

过去的老人反复提醒女孩子，月经期不能吃生冷食物，不能吃水果。现在女孩子往往不听这些，很多家长也不明白这些，来月经时吃水果不节制而造成痛经、月经错后、月经量少和血块的人非常多，严重的还会得子宫内膜异位症、卵巢囊肿和子宫肌瘤、盆腔积液等，很多都与经期过食水果等寒凉食品有一定关系。

来月经时不能多吃水果，坐月子期间更不应该多吃水果了，要是月子里不好好养，身体受的伤害当然会很大，以后养起来、治起来都会比较困难。

中医不主张孕妇多吃水果，认为哺乳期女性尤其不能多吃水果。李时珍在谈梨时提到："金疮、乳妇、血虚者，尤不可食。"寒性水果不利于气血生长，会影响到乳汁分泌，也影响疮口的愈合。

为什么女性不适宜在经期、产褥期多吃水果呢？因为寒凉的水果吃下去寒气会往下焦走，下焦是指胃部以下的广泛部位。经常很多人的下身是凉的，上身是热的，因为寒凉性质趋下。我们吃了凉的东西，也容易往下走。我们讲"天人合一"，人和大自然是一致的，"热气上升，寒气下降"。子宫、卵巢等器官，都是在人体的下焦。所以在经期和产褥期过食水果等生冷食物，很容易为女性患子宫肌瘤、卵巢肿瘤等疾病埋下隐患。另外，寒凉很容易损伤肾气肾阳，因为肾为寒水之脏，过食寒凉之物易致肾阴寒过重，抑制肾阳气升发，失于温煦，以致产生肾结石、肾囊肿等问题。肝囊肿、胆结石也是跟凉有极大的关系。

一位得肾病的中年女士来诊，她一直爱贪吃凉食，以致一直口苦、烦躁、咽痛，还易眼睑过敏水肿，近日因咽痛吃了一个哈密瓜，结果又出现了剧烈牙痛。殊不知哈密瓜寒性很重，本来就贪食凉食的她，又吃了一个哈密瓜，怎么能不牙痛剧烈？这就是身体弱的女性，越吃凉越添病，越想用凉物降火，反而适得其反。实际上，这位患者所有的症状都与饮食贪凉有关：凉食伤胃易口苦；寒气多的人易倦怠无力、咽痛、水肿、过敏。她的肾病尿血也与此有关，寒凉之气极易伤肾。女子原本就阳气不足，更易被寒邪所伤，所以时时保暖对于女人尤为重要。

有一位三十多岁的女性朋友，一吃樱桃就发烧，不用多，吃四五个就发低烧，感觉周身不适。还有一位月经不调的女子，二十余岁，症状更加奇特，只要一吃苹果，就身上发紧，尤其两肩就紧缩起来，后背也又紧又痛，其他水果就更不敢吃了。类似这样不敢吃水果的也常有见到，都是阴寒较重的患者，女性为多，需经过"扶阳"的方法才可改善。

很多女性以为吃水果美容，其实不然。我见过很多贪吃水果的人，久了面色都不太好，会非常暗黄，没有光泽，没有通透的感觉，中医上叫"暗滞"。因此，水果对于女性，要吃得科学，吃得节制，更要有所禁忌，才能使女人更增添光彩。

重新认识常见水果

古人常常把水果晒干制成果脯后，辅助主食来吃，或者拿干果片用来做汤做菜。认为晒后的水果可吸收阳气以中和其寒气。现在的海南地区很多人都有用水果做菜的习惯，也有的是天天都这样做水果菜就饭吃的。水果用于天气燥热时，一般都有止渴生津作用，但经常吃会发热和生疮疖，所以古人反复强调不能多食，因为它属于生冷食物，吃多了会生病。古代《真西山卫生歌》云："瓜桃生冷宜少飧，免致秋来成疟疾。"而现今人们对水果过于热衷，很多人想多了解一些相关信息。下面，我们就说说常见的水果。

　　谈到食物对我们身体的作用我们首先想到李时珍。李时珍是我国明代著名的医药大家，也被认为是植物学家、饮食家、养生家等，他的巨著《本草纲目》面世后被多次翻译，于世界各国流传，广泛地适用于天下大众。对于水果，我们可以从《本草纲目》中的记载来谈。

偏温性的水果

　　苹果，《本草纲目》记载说"气味：酸、甘，温……多食令人百脉弱""多食发热及冷痰涩气，令人好睡，或生疮疖，闭百脉。其子食之，令人烦心""主治：下气消痰，治霍乱肚痛。消渴者，宜食之。疗水谷痢、泄精"。还说"熟时，晒干研末点汤服甚美"。医圣张仲景说到苹果："多食，令人百脉弱。"

　　苹果是大家最爱吃的水果，但是过食苹果对我们的气血并没有好处，反而会使血脉都弱。经常吃会使人发热和身上长疮和疖子，使痰气涩滞不利排除等。苹果的子，如果吃了，会使人心烦。这里说到"主治"是指主要作用，可以顺气化痰，对腹痛腹泻有食疗作用。易口渴的人适合吃它，但吃多了会使血脉流通不畅。也就是说多吃苹果会让血气受损。实际上，平时在门诊工作中，我会常常感慨：年轻人的脉怎么常常那么弱？看来可能与年轻人不节制地吃苹果等水果不无关系。在吃法上，古人推荐用苹果干做汤，认为是一道美味。

桃，《本草纲目》记载说："气味：辛、酸、甘，热，微毒。多食令人有热。生者尤损人。食桃饱，入水浴，令人成淋及寒热病。生桃多食，令人膨胀及生痈疖，有损无益""主治：作脯食，益颜色。肺之果，肺病宜食之。"桃被列为五果中的下品就是根据以上原因。上面谈到生桃切片洗过，晒干成脯，可以果充食。张仲景说："桃子多食令人热，仍不得入水浴，令人病淋沥寒热病。"其中淋沥指的是泌尿系感染一类的疾病，寒热病是指有发冷发热的疾病。

李，《本草纲目》记载说："气味：苦、酸，微温……李味甘酸，其苦涩者不可食。不沉水者有毒，不可食。多食令人胪胀，发虚热。合蜜食，损五脏。不可合浆水食，发霍乱，涩气而然""主治：曝脯食，去痼热，调中。去骨节间劳热，肝病宜食之。"谈到不能经常吃，会使人很胀气，并发虚热。不能和蜜与浆水同食，会有损五脏，出现吐泻，因其具涩性，而对身体伤害。李子的作用，说晒干食，能够去身体久热，调节脾胃。还可去骨节间劳热。因其属肝，肝有病的人宜于食用。书中还说将李子"用盐曝、糖藏、蜜煎为果，唯曝干白李有益。"张仲景说："李不可多食，令人胪胀。"

杏，《本草纲目》记载说："气味：酸，热，有小毒。生食多，伤筋骨""凡杏性皆热。小儿多食，致疮痈膈热……多食动宿疾，令人目盲，须眉落……多食生痰热，昏精神。产妇尤忌之""主治：曝脯食，止渴，去冷热毒。心之果，心病宜食之。"生吃太多，则伤筋骨。杏为热性，小儿多食起疖疮痛肿，胸膈发热。经常吃会使旧病复发，视力受损，须眉脱落。还会生痰热，精神昏差，产妇尤其不能吃。杏晒成脯吃，可止渴，去身体寒热。在杏类中像梅的味酸，像桃的味甜。书中还特别提到"凡杏熟时，榨浓汁，涂盘中晒干，以手摩刮收之，可和水调吃食，亦五果为助之义也。"吃是面食一类，也就是可调配主食一起吃。

木瓜，《本草纲目》记载说："气味：酸，温……不可多食，损齿及骨""主治：湿痹邪气，霍乱大吐下，转筋不止。治脚气冲心，取嫩者一颗，去子煎服，佳。强筋骨，下冷气，止呕逆，心膈痰唾，消食，止水利后渴不止，作饮服之……去湿和胃，滋脾益肺，治腹胀善噫，心下烦痞。"木瓜味酸，因此吃多了会损害牙齿和骨骼。主治风湿痹证，胃肠病剧烈呕吐腹泻，抽筋不止。治脚气剧痒难忍，用嫩木瓜一个，去子煎服。另外可强壮筋骨，去身体冷气，止呕逆和心胸不舒，多痰，助消化，能止水泄后烦渴。和胃去湿，滋脾益肺，治腹胀善噫，心下烦闷堵胀等。但木瓜吃多了会造成小便不利，中医学上叫"淋疾"，表现症状是想尿又尿不畅，甚至尿不出。有句古话说"梨有百损而一益，木瓜有百益而一损"。

樱桃，《本草纲目》记载说："气味：甘，热，涩……多食令人吐。食多无损，但发虚热耳。有暗风人不可食，食之立发……伤筋骨，败血气。有寒热病患不可食""主治：调中，益脾气，令人好颜色，美志。止泄精、水谷痢""小儿食之过多，无不作热""樱桃属火而有土，性大热而发湿。旧有热病及喘嗽者，得之立病，且有死者也""《儒门事亲》云：舞水一富家有二子，好食紫樱，每日啖一、二升。半月后，长者发肺痿，幼者发肺痈，相继而死。"张仲景说："樱、桃、杏多食，伤筋骨。"在樱桃上市的季节，很多家长咨询我，说孩子为什么老流鼻血，其实大都是吃多了樱桃导致的。

橘实，《本草纲目》记载说："气味：甘、酸，温……食之多痰，恐非益也……多食粘膈生痰，滞肺气……同螃蟹食，令人患软痈""主治：甘者润肺，酸者聚痰。止消渴，开胃，除胸中膈气""橘皮，下气消痰，其肉生痰聚饮，表里之异如此，凡物皆然。"橘子不可经常吃，否则粘膈生痰，滞肺气。张仲景说："橘柚多食，令人口爽，不知五味。"这里提到的软痈是指现代所说的化脓性的、疮疡一类的疾病。橘子是温性的，但柑、橙、柚等，均性寒，不宜多食。尤其是脾胃虚弱者。

大枣，《本草纲目》记载说：生枣"气味：甘、辛，热……多食令人寒热。凡羸瘦者不可食……多食令人热渴膨胀，动脏腑，损脾元，助湿热。"干枣，即晒干的大枣，"气味：甘……温……有齿病、疳病、虫䘌人不宜啖枣，小儿尤不宜食。又忌与葱同食，令人五脏不和；与鱼同食，令人腰腹痛""啖枣多，令人齿黄生䘌""主治：心腹邪气，安中，养脾气，平胃气，通九窍，助十二经，补少气，少津液，身中不足，大惊四肢重，和百药。久服轻身延年。"但有齿病、疳病、蛔虫的人不宜吃。腹中胀满的人不宜吃，小儿不宜多吃。忌与葱同食，否则令人五脏不和。如与鱼同食，会令人腰腹痛……枣吃多了，令人齿黄生虫。枣是益脾的，脾病宜吃。如无故常吃，则生虫损齿，害处很多。古人多蒸煮后做成枣脯、枣膏、胶枣食用。张仲景说："生枣多食，令人热渴气胀，寒热羸瘦者，弥不可食，伤人。"

除了以上几种偏温性的水果还包括：金橘、石榴、荔枝、杨梅、梅等。

偏寒性的水果

梨，《本草纲目》记载说："气味：甘，微酸，寒……多食令人寒中萎困。金疮、乳妇、血虚者，尤不可食……多食成冷痢。生食冷中，不益人。""主治：热嗽，止渴。切片贴烫火伤，止痛不烂。治客热，中风不语，治伤寒热发……利大小便。除贼风，止心烦气喘热狂……润肺凉心，消痰降火，解疮毒、酒毒。"其多食令人寒中。金疮患者和乳妇尤其不能吃……只有"乳梨，即雪梨，鹅梨，即绵梨，消梨，即香水梨也。俱为上品，可以治病……其他诸梨，只可蒸煮及切烘为脯尔。一种醋梨，易水煮熟，则甜美不损人也"。张仲景说："梨不可多食，令人寒中，金疮、产妇亦不宜食。"

葡萄，《本草纲目》记载说："气味：甘，平，涩……多食，令人猝烦闷，眼暗""主治：筋骨湿痹，益气倍力强志，令人肥健，耐饥忍风寒。久服，轻身不老延年。可作酒。逐水，利小便。除肠间水，调中治淋。时气痘疮不出，食之，或研酒饮，甚效。"朱震亨说："东南人食之多病热，西北人食之无恙，盖能下走渗道，西北人秉气厚故耳。"新疆、甘肃、太原等地将葡萄制作成葡萄干，贩运到四方。

西瓜，《本草纲目》记载又叫"寒瓜""气味：甘、淡，寒……多食作吐利，胃弱者不可食。同油饼食，损脾。北人禀厚，食之犹惯；南人禀薄，多食易至霍乱。冷病终身也""主治：消烦止渴，解暑热。疗喉痹。宽中下气，利小水，治血痢，解酒毒。含汁，治口疮""西瓜性寒解热，有天生白虎汤之号。然亦不宜多食""西瓜、甜瓜，皆属生冷。世俗以为醍醐灌顶，甘露洒心，取其一时之快，不知其伤脾助湿之害也。《真西山卫生歌》云'瓜桃生冷宜少飧，免致秋来成疟疾。"是矣。又李鹏飞《延寿书》云："防州太守陈逢原,避暑食瓜过多,至秋忽腰腿痛,不能举动。遇商助教疗之,乃愈。此皆食瓜之患也,故集书于此,以为鉴戒云。"因其寒而不可多食。其能疗咽喉肿痛,利尿,止血痢解酒毒。一般人认为吃西瓜可以让人神清气爽,如沐甘露,取其清热止渴之愉快而多食,不知其伤脾助湿之害处。《延寿书》载:北方人体质强壮,多食西瓜无妨;南方人体质相对单薄,多食则易导致腹泻。这里所说的"白虎汤"是解热退烧的经典方剂,冲着西瓜这个天生白虎汤的称呼,也知道是不能多吃的。

瓜类都有寒性,李时珍认为,"瓜性最寒,曝而食之尤冷。"意思是瓜类晒成干后吃也是冷的。瓜类不能多吃,因为它对我们阳气的消耗太多了。

偏寒性的水果还包括:橙、柚、柿子、山楂、猕猴桃、香蕉、枇杷、番茄、阳桃、桑葚、罗汉果、杧果、哈密瓜、甘蔗等。

李时珍说:"以上所述诸果,都属地产阴物,虽各有阴阳寒热之分,但总的来说,阴物可以养阴,人生病属阴虚的,宜食。过吃生冷食物,常造成湿热内蕴;食物干燥,积聚,常造成消化不良,小儿尤其要忌。"

所以水果是不能乱吃多吃的。很多发烧患者吃了大量寒凉的水果,热度迟迟不退,把脉时你会发现,他们的脉很沉,证明患者内寒重。寒胜则热,他发的烧是阴火。很多人以为体内有虚火,吃点凉的水果就好,却往往适得其反,越吃凉的,越使虚火加重,致使体寒者生出虚热。

北宋名儒邵尧夫写过一首养生诗,"爽口物多终作疾,快心事过必为殃。知君病后能服药,不若病前能自防。"也是告诉我们,贪图吃喝会罹患疾病,要知道,饮食养生的原则就应该是节制，你可以吃得杂，但量一定要控制。《黄帝内经》有句话叫：
"阴之所生，本在五味，阴之五宫，伤在五味。"意思是，什么
都是有两面性的，任何东西都只能适可而止，不能过多的贪求。

5. 多吃蔬菜真的好吗？

多吃蔬菜清肠胃，多吃蔬菜营养好，很多人走进了这样一个误区。
这些年，我接触的患者中，有拿蔬菜代替主食的，有迷信野菜功效的，
无一例外，他们非但没有取得理想的养生效果，反而越吃脾胃越差，
身体越糟。

蔬菜不是不能吃，而是要有选择的，有限量地吃，这样它才能
对我们人体起到合理的帮助作用。

五菜为充

《本草纲目》记载说："〈素问〉云：五谷为养，五菜为充。
所以辅佐谷气，疏通壅滞也。"朱丹溪说："具有疏泄作用的是菜。
之所以叫'疏'，是因它有疏通的本性。人吃了蔬菜，则肠胃宣
畅，无壅滞之患。"李时珍说："各种菜，都是由地产出的阴物，
所以能养阴。"

《黄帝内经》说："五谷为养，五果为助，五畜为益，五菜
为充。"

米面是主食，具备生发气血的作用。但我们光吃米面又容易壅滞，需要用其他食物疏导一下肠道，这个疏导者就是五菜（泛指所有蔬菜）。

蔬菜是起疏导作用的，由于其属阴，没有五谷那么养人，故不能作为主食，只能起辅助主食的作用，脱离了主食将不能发挥作用，所以一直把它称为辅食。很多现代人本末倒置，以为菜是养人的，食物结构中以菜为主，少吃或者不吃主食。这是一个完全错误的观念。蔬菜阴气很重，现在很多人阳气生发不起来，也与此有关。

吃蔬菜有什么营养呢？蔬菜中的维生素无非是替我们帮助吸收五谷的一个辅助工具，它是食物里的配角，所占的比例只有百分之二十。如果本末倒置，不吃主食，只吃辅助主食的蔬菜能获得多少营养呢？结果是达不到我们身体所需。

饮食结构中米面食为主、蔬菜为辅，才是让我们生命能量生生不息的保障。

蔬菜不是排毒剂

我接诊过一位五十多岁的女患者，她很消瘦，患有严重的骨质疏松。就诊时，她告诉我，这些年打针吃药各种医疗手段都用了，病情非但没有改善，反而越来越差。当我询问她的饮食习惯时，她说："我早晨基本上吃凉拌菜，因为我要排毒，吃了以后每天排大便好几次。"

这位患者走进了一个严重的误区，认为排大便越多越排毒，所以才会不停地吃凉拌菜。但她没有想到，排大便次数越多越伤气血，越消耗元气。常言道："好汉禁不住三泡稀。"中医认为大便次数过多为中气下陷，也就是脾胃之气已受损伤，无疑影响了气血的生化。她早晨只吃蔬菜，蔬菜不易消化，又很少吃碳水化合物，不仅身体得不到什么营养，蔬菜里的纤维素还不断给她清理肠胃。天长日久，她的身体越来越存不住营养，自然会骨质疏松。

还有一位五六十岁的女患者，看病时是坐轮椅被家人推进来的，这种半瘫痪的日子她已经过了一年有余。患者告诉我，她的腿莫名其妙渐渐就不能走路了。中医诊疗要治病求因，我问她饮食习惯。她说：因为有人说多吃野菜身体好，每天都吃很多野菜，冬天没野菜，夏天时会把野菜都冻在冰箱里，留着冬天吃，饭却是吃得很少。我要她把野菜全扔掉，改成主食为主，蔬菜为辅的正常饮食习惯，再配合中药治疗。没过多久，这位患者完全脱离轮椅康复了。她的病因很简单，野菜吃太多让身体没有养分，又很寒凉，寒气趋下，使腿越来越软，行走越来越困难，从而导致瘫痪。

野菜大部分都是清热解毒的，也就是说，它们是寒性的食物。当我们身体没有热的时候，吃下去的野菜就会耗伤身体的气血。所以出于尝鲜吃吃野菜无所谓，但要是像这位患者一样把它当饭吃，结果自然会很糟糕。

纤维特别多的菜，也不主张吃太多。现在餐馆里有道菜叫清炒红薯藤，人们觉得它是健康食品，因为能够清理肠胃。红薯藤主要成分是纤维，我们吃下去也不吸收，它起到的作用就是促进大肠蠕动排便，也就是一般说的"刮肠子"。有的人大鱼大肉吃多了，身体毒素无法代谢掉，所以只能靠吃红薯藤这类高纤维食物"刮肠子"。但一个本来就饮食清淡的人就没必要吃太多红薯藤，因为他的肠子已经很干净了，再"刮"就"刮"过了，会把营养也"刮"出去。

凉拌菜伤脾胃

有人深信，不经过烹饪的凉拌菜营养没受到破坏，多吃凉拌菜对身体很有益。这也是一个误区。

大家想一想，烹饪的"烹"字下面是个"火"，有了"火"，我们的食物才能被加工做熟，成为能被我们肠胃更好吸收的菜肴，所以烹饪是人类饮食营养学的一个极大进步。

又生又冷的凉拌菜进入我们温热的肠胃，我们的身体得给它加温成适宜消化、吸收、代谢的温度，也就是说，我们用自己身体的阳气完成火焰应该完成的工作。凉拌菜日复一日吃下去，我们自身气血的消耗得越来越多，阳气被摧残得越来越少，身体能好吗？

古代医学家孙思邈说："老人所以多疾，皆由少时多春夏取凉过多，饮食太冷。故其鱼脍生菜生肉腥冷物多损于人，宜常断之。"提醒人们为了将来的健康，对凉拌菜还是要悠着点。

很多人特别爱吃凉拌菜，觉得吃下去心里舒服。凡是有这种感觉的人，大部分都有虚火，除非年轻人，身体真的很壮，又逢夏季，但在现在职场中，这种强壮的人很难找到。

有虚火的人有什么症状？他们的身体下寒上热，虚火越多的人，下半身腰腿足或小腹是越寒。中医学认为，寒凉则凝，温则通，这类人的阴阳平衡已经打破了，气血运行不畅达，导致上身很热，爱上火，所以愿吃凉的。正因为气血处在瘀滞状态，身体里的垃圾越积越多，久而久之形成疾病，比如肿瘤、囊肿、息肉、结石和各种慢性病。这类人本身气血就不通，再吃寒凉的凉拌菜，对身体的伤害无异于火上加油。

凉拌菜并非不能吃，如果在温度比较高的夏天，脾胃健康的人适量吃些没有问题。实际上南方很多地区保持着很好的不吃生菜的习惯，他们吃的所有菜都是经过加工的，至少是要用开水焯过再拌起来吃。这与古代养生家们提倡的不吃生菜相符。

因时因地选蔬菜

在过去，由于生产条件和运输条件限制，我们这一辈人能吃到的蔬菜很少。大部分人都吃不到什么蔬菜，北方人过冬几乎是顿顿大白菜，他们的身体到现在还是挺不错，一来是营养摄取合理，二来是大家吃的都是本地生产、本季节收获的蔬菜。

现在，我们能买到的蔬菜非常多，南方菜北方菜，还能买到国外的菜，有了大棚种植后，冬天也能吃到绿油油的夏天菜。我们常说，一方水土养一方人，而今吃不同地域不同季节的菜，对有些人的身体来说未必适应。

临床上我见过很多爱吃南方菜的患者，有的爱吃绿叶菜，有的特别爱吃苦瓜，但他们往往显得脸色比较差，因为大部分绿叶蔬菜偏凉，苦瓜尤其容易苦寒败胃。

我国南北地域差异明显，南方温暖，北方寒冷，所以南方菜多清热，北方菜多温燥。爱吃南方菜的北方人，时常会吃伤脾胃，伤了脾胃后脸色就发黄。有的人脸孔泛黑，有的人有色素斑，说明每个人的体质随地域不同而不同，不适合长期大量地吃外地菜。本地人吃本地菜就没事，因为他们祖祖辈辈这样吃，他们的身体能够消化吸收这些菜。

打个比方，就像老一辈人过去粗茶淡饭，体内各系统的运转适应了那种状态，没有能消化大鱼大肉的机制，当生活条件好转后就吃很多肉蛋奶，反而容易得糖尿病。

北方人过去常吃的蔬菜是白菜、土豆、萝卜，对消化吸收这些蔬菜就很容易，身体不具备消化吸收南方蔬菜的条件，所以吃下很多南方菜后，就会干扰我们多年形成的正常胃肠系统，脾胃会产生某种不适应或伤害。

现在的大棚种植让消费者冬天也能买到夏天菜，价格也不贵，但你去大棚看看，一些大棚菜就像机器制作的，长得一个样，多是好看不好吃，都失去了自身的天然属性。过去自然成熟的番茄又甜又软，现在很多大棚种植的番茄不光硬邦邦还放不坏，由于用过激素和化学制剂。这样的菜吃到肚子里既没有营养，又可能因存有化学激素对身体造成伤害。有的人还将这样的蔬菜当主食，实在是有些对不住自己的身体了。

总而言之，什么地方的人，就吃什么地方的菜，什么季节就吃什么季节采摘的菜，这样才是合理的。几千年来，祖祖辈辈常食用的那些菜一定是最安全的，其中所含的营养成分结构对于当地人而言也是最合理的。当然，生活改善了，可以间断吃些外来菜，但只可浅尝辄止。

平和之味最滋养

《黄帝内经》讲的五菜是"葵、藿、薤、葱、韭。"《黄帝内经·灵枢·五味》中对五菜的气味做了解释："五菜：葵甘，韭酸，藿咸，薤苦，葱辛。"五菜实际泛指所有蔬菜。

在中医理论中，有个五行学说，其根据自然界的五种基本物质，所包含的生克制化关系，来解释人与自然界相关事物的不同性质、状况、好恶及相互关系等。其中归纳了五种饮食气味，对于人体，各有所属，各有所用。根据五行学说，它们与五脏的关系如下：

甘味入脾。适量的甘味食物有补脾胃作用，过量则会使脾失健运，湿浊内生，出现脘腹胀满。经常胃腹胀满的人，就要少食甘甜的东西。

苦味入心。适量的苦味食物有补心作用，过量则会损伤心气，出现心悸烦闷，甚至使得心火亏缺，而致肾水上泛，出现面色黧黑、胸满喘促等。若体质寒气大的人，就要少食苦味的东西，因苦属阴，不利于阳气的生长。有骨病的人不能过多食苦，否则可克伐骨力。

酸味入肝。适量的酸味食物有补肝作用，过量则会导致肝气受伤。脾虚者少食酸，防止酸味妨碍脾胃功能。酸味伤筋，因为酸敛可使筋缩，故筋骨有病不能过多食酸。

辛味入肺。适量的辛味食物有补肺作用，过量则会对肺有害。身热性急躁的人要少吃辛辣气味的东西，因辛属阳，阳盛则热，故当避之。气虚的人过食辛味，使气耗散，加重气虚。

咸味入肾。适量的咸味食物有补肾作用，过量则使肾气损害。津亏血少之人少食咸，咸能渗泄津液而伤血，导致血液凝涩出现口渴。

概括起来，辛甘淡为阳，酸苦咸为阴；阳主升浮，阴主沉降。

老祖宗的《黄帝内经》告诉我们，只有适量适度地去吃蔬菜，摄取蔬菜中的五味，才能让五脏好好地运行，气血协调，身体健康。

五味要协调，哪种味道都不能多吃也不能少吃，更不能听说哪种蔬菜有预防疾病的作用就玩命地吃。一次我接受采访，记者请我解答大蒜治疗胃癌的问题。这是一个多么明显的误区，胃癌的主因就是胃受到了不良刺激，大蒜这样强刺激性的东西怎能治疗胃癌呢？虽然大蒜含有一些抗癌成分，但是如果我们直接食用会对胃黏膜有刺激，绝不可能有益处。任何病变组织都需要修复，而不是加重损伤，胃癌患者同样也是不可以用辛辣刺激性食物的。

中医是中庸的医学，是走中道的，讲究不偏不倚，饮食尊崇平和之味。五味养五脏，但五味过了就伤五脏，所以我们选择的蔬菜应该是性味平和，辛辣的蔬菜不可吃太多。

随处可见的土豆、白菜和萝卜，就是性味平和的菜，它们在地里待的时间长，受的污染又少，是有大营养的蔬菜。当然，北方人偶尔吃点南方菜也不是不可以，只是注意不要喧宾夺主以它为主，以免影响了身体的平衡。

6. 香菇木耳治百病？

不知何时，出现了这样的饮食观点："香菇木耳治百病"，说这两种菌类可以降脂减肥，治肿瘤，还能防癌症。香菇、木耳真的有这么神奇的功效吗？是不是所有人都适合吃它们呢？

木耳利弊三七开

现代人提倡吃香菇、木耳，认为吃得越多越健康，可是在传统观念中，我们食物里常吃的菜中并不包含香菇、木耳，它们不属于主流菜肴，原因在于，香菇、木耳一般生长在山区和森林，不是我们常吃的东西。

那么我们对香菇、木耳的营养，能接受多少是要打个问号的，因为几千年来，我们的肠胃也好，我们的遗传基因也好，都对这种 " 非主流菜肴 " 没有太多的记忆。

黑木耳是一种粗纤维食物，它不易消化，所含营养物质也不太容易被人体吸收。我们把食物从口腔吃进去，再经过口腔的咀嚼、胃里的研磨、小肠的消化吸收来进一步深加工，然后这些加工后的食物还要经过肝、胆、脾、胰等各个器官再处理，包括分解、合成、利用等工序，最后食物残渣从大肠排出来，这一系列工作的完成需要消耗我们体内多少气血？把木耳吃进去，消耗的气血多，吸收的营养物质却并不多。

古人很少吃黑木耳。现在有些人把黑木耳说得功效很多，又是补肾、又是血管清道夫、又是治肿瘤，号召大家要多吃，实际有些过于夸张了。

黑木耳具有一定的营养，能促进肠道运动，而且具有一定的降血脂、利胆作用。偶尔间断吃一吃还可以，但如果天天吃，人体的胃肠道就容易受到伤害。

《本草纲目》记载："木耳生于朽木之上，无枝叶，乃湿热余气所生""木耳各木皆生，其良毒亦必随木性，不可不审。"木耳"气味：甘，平，有小毒……古槐、桑树上者良，柘木者次之。其余树上，多动风气，发痼疾，令人肋下急，损经络背膊。闷人。"看来，古人对木耳的食用还是很谨慎的。这里谈到生长在古槐、桑木上的木耳很好，柘木上的其次。其余树上生的木耳，吃后令人动风气，发旧疾，肋下急，损经络背膊，烦闷。张仲景说："木耳赤色及仰生者，并不可食。"由此也可看出古代医家也是不主张多吃的。《本草纲目》记载："按《生生编》云：木耳衰精……

木耳乃朽木所生，得一阴之气，故有衰精冷肾之害也。"这里指明木耳的阴冷伤肾作用，对身体的影响可谓大矣。但也不是没有一点好处，《本草纲目》载"主治：益气不饥，轻身强志。"此点益处的提出，肯定有它的道理。综合上述，对于木耳大概是要三七开了，吃多吃少，已是显而易见。

蘑菇阴寒有伤害

我们再来谈谈蘑菇，香菇、草菇、平菇这些菇类，它们的生长环境大都是最偏僻最阴暗的地方，性质也大都偏于阴寒，所以痛风病人、关节炎病人吃阴寒性的蘑菇都会加重病情。阴寒的蘑菇也同样属于"非主流菜肴"，比起我们平原内陆人，它更适合体质彪悍的山里人，因它也多长在山中。我们平原内陆人对它的消化、吸收、代谢能力没那么强。所以不仅不能很好地吸收他的营养，也不能很好地排出它的毒素，相反的是，蘑菇的阴寒之性反而会对我们身体造成伤害。《本草纲目》上记载：香菇"皆因湿气熏蒸而成。"蘑菇"气味：甘，寒……动气发病，不可多食。"

现在得关节炎的人特别多，比如痛风性关节炎、老年性关节炎、类风湿性关节炎等，对这些人来说，饮食上的把握是养生的重要一环。

门诊中经常有很多关节炎患者，服用中药能有很好的效果，但也常听到这些患者说，不注意饮食很容易加重病情。比如蘑菇，就是关节炎患者不能吃的。蘑菇生长在山上或树林中，形成了阴寒之性，因此会引起关节炎发作。对于痛风性关节炎，西医普遍强调不可以吃蘑菇，这一点非常清楚；但对于其他关节炎在这一点的禁忌，人们就不太清楚了。根据《本草纲目》记载，蘑菇可以"动气发病"，这个"动气发病"就指的身体里的一些宿疾，如慢性关节炎这一类病，可由其"阴湿之性"而被招感，致病情发作。蘑菇还具有"发物"性质，对很多皮肤病患者也会引起发作，包括荨麻疹和湿疹，以及一些皮肤过敏性疾患等，都要谨慎食用。

有的国家专门种植蘑菇进行空气净化，因为蘑菇的吸附能力比较强，能够吸附空气中的重金属、尘埃、毒素和各种有毒的气味，蘑菇在生长过程中吸收了较多不良物质，况且又是个阴寒的东西，我们不应该把它当成宝贝。想一想，我们吃下吸收了有害物质的蘑菇，我们的身体怎样代谢那些有害物质呢？

但是现在很多蘑菇类食物是人工培养出来的，利用车间用营养液、灯光照射等方法，快速种植生长，这样其性质又不一样了，但已缺乏了天然性。

很多人爱吃凉拌木耳、凉拌蘑菇，它们本来就是寒性食物，如再把它弄得凉丝丝地吃，肯定对身体更不好，再说凉菜吃多了对身体也有害处。所以，我们应该把香菇木耳炖汤吃。

对蘑菇、木耳的狂热追捧，很大一部分原因是某些宣传所导致，现在去餐馆点菜，有大营养的白菜、土豆、萝卜很少有人点，香菇、木耳这些菌类却很丰富，这种结果都是盲目宣传造成的。这些"非主流蔬菜"偶尔吃吃无妨，但是我们要顿顿吃、天天吃，首先得有个强壮的身体能够耐受其阴湿之性，消化分解它，否则吃下去还会对身体有害。

对于一些"香菇木耳治百病"的说法，我们也要用自己的智慧进行分析，没有什么药物可以"治百病"，更何况是食物呢？

7. 没有腿的食物最健康？食肉应有选择

"四条腿的不如两条腿的，两条腿的不如没有腿的。"这个饮食观念流传了很长时间。四条腿指的是猪牛羊等牲畜类，两条腿指的是鸡鸭鹅等禽类，没有腿的是鱼虾等水产类。我觉得啊，四条腿的倒是更适宜一些。《素问》曰"五畜为益"。如何选择食用，《本草纲目》说"物之性理万殊，人之用舍宜慎"。各人所处不同，自有不同需求而予分辨以备。

猪肉性平牛羊肉性热

我们最常吃的是猪肉。从生态平衡上来说，猪就是给我们提供肉食的动物。猪肉是平性的，它让人不上火，也就是偏阴。这个偏阴和偏寒不是一回事，这里指的是它容易被人接受，好消化。猪肉比牛羊肉、鸡鸭鹅肉都好消化，对胃肠弱的人来说更适宜。另外，猪肉能养阴，医圣张仲景在《伤寒论》中就有"猪肤汤"这剂药，也就是用猪皮，再加上白蜜和白米粉，熬煮后食用，可以治疗少阴病中的下利、咽痛、胸满、心烦。

性味平和的猪肉很容易被我们消化吸收和得到营养，是一种挺好的肉食。比较好的猪肉多认为是排骨肉，因为离骨头越近的肉对筋骨的营养越好。根据《本草纲目》记载猪肚"气味：甘，微温……主治补中益气止渴，断暴痢虚弱……主骨蒸热劳，血脉不行，补羸助气，四季宜食。"猪肚也就是猪的胃，有补脾胃的作用，可阻断痢疾，扶助虚弱；对体内骨蒸劳热和血脉不行有帮助，特别能使消瘦者胖起来。还有猪蹄，煮汁服，可用于产后下乳汁，还能解百药毒。

　　我现在基本吃素，一天下午接待来访的学生，在医院食堂吃晚饭。他点了一道猪蹄炖黄豆，因为吃不完就劝我也吃两块，我吃完后，夜间睡得特别好。之所以会有这样的效果是因为我长期在吃素，加上那段时间用脑特别多，需要一些蛋白质补充营养，所以那餐的营养我完全吸收利用了。当然也不能天天如此，所谓过犹不及，长期吃肉引发脑动脉硬化的患者也是屡见不鲜的。所以怎么吃东西才有营养，首先得看我们的身体需求，像吃猪肉吧，偶尔食用是可以很好地吸收营养，但要是天天吃、过量吃，脾胃功能不强的话，堆积在体内不被消化的就不可能是营养而是垃圾了。

　　但是，猪肉也不可多食。孙思邈说："凡猪肉久食，令人少子精，发宿病。"因为猪肉属水，纯是阴物，不利阳气生发，故令人少精，还能使旧病复发。特别是猪肉最易使人发胖，对于想减肥的人非常不利。

　　羊肉与猪肉大不相同，《本草纲目》记载：羊肉"气味苦甘，大热……属火……热病及天行病、疟疾病后食之，必发热致危。妊妇食之，令子多热。"其作用于"暖中，虚劳寒冷，补中益气，安心止惊。止痛，利产妇。开胃健力"。羊肉因其性热，故患热病流行病后的人不能吃，否则有可能出现严重后果；怀孕妇女也不应吃，否则令子多热。但羊肉也有不少好处，其补养作用强，可以暖脾胃，治虚劳寒冷，益气力，止惊悸，止疼痛，有利于产妇。《伤寒论》里有一道当归生姜羊肉汤，是治虚寒的，可用于妇人产后大虚，腹部绞痛，服后均有很好效验，能够温暖全身，尤其腹部和肠胃。羊肉还能补气血，改善虚寒状况，再加上补血的当归，这个汤尤其对女子产后因虚受寒的腹痛疗效显著，对男子血虚体寒伴有疝气疼痛的亦有很好作用。

牛肉甘温，在畜属土。《本草纲目》记载："黄牛动病，黑牛尤不可食……若自死者，血脉已绝，骨髓已竭，不可食之。疥牛食之发痒。黄牛、水牛肉，合猪肉及黍米酒食，并生寸白虫；合韭、薤食，令人热病；合生姜食，损齿。煮牛肉，入杏仁、芦叶易烂，相宜。"其作用"安中益气，养脾胃。补益腰脚，止消渴及唾涎"。牛肉因牛体大，作用也强，其性温故容易使旧病发动。自己死的牛肉不能吃，皮肤长疥的牛肉吃了后身上会发痒。牛肉如果与猪肉及米酒一起吃可生寸白虫，恐因湿气太重；如果与韭菜或薤一起吃，容易得热病，因均为发物；与生姜一起吃损牙齿，大概同为热性易于动上而致。但是牛肉的优点也是因其温热而成，能够补脾胃，益气力，利腰脚，止渴止多涎。虽然牛肉可补虚，但比较难消化，所以胃肠功能薄弱的人就要有所控制，否则会适得其反。

以上介绍了我们常吃的四条腿的肉，它们对人的作用各不相同，有性平、性热、性温；有偏阴偏静；有偏热偏动；有适于平常食；有适于补虚食；也有适于治病配药用者。如何取舍，当已自明。

鸡肉鸭肉大不同

我不提倡吃鸡肉，一是因为现在的圈养鸡长得太快了，四十多天就可以宰杀，这哪叫养，都可以说是在种鸡了，鸡肉里面包含着各种生长素。再者除了鸡的养殖问题，鸡肉本身就是个发物，它比牛羊肉更发，牛羊肉是偏温、偏热，鸡肉不仅于此，其躁动之性更明显。古代有的养生家主张小儿大忌鸡肉。

《本草纲目》记载"食忌：鸡有五色者，玄鸡白首者，六指者，四距者，鸡死足不伸者，并不可食，害人……阉鸡能啼者有毒。四月勿食抱鸡肉，令人作痈成漏，男女虚乏……小儿五岁以下食鸡生蛔虫。鸡肉不可合葫蒜、芥、李食，不可合犬肝、犬肾食，并令人泄痢。同兔食成痢，同鱼汁食成心瘕，同鲤鱼食成痈疖……同生葱食成虫痔，同糯米食生蛔虫""有风病患者食之，无不发作……鸡属土而有金、木、火，又属巽，能助肝火……鸡性补，能助湿中之火。病邪得之，为有助也。若鱼肉之类皆然。"以上是书中所载古代很多医家的认识，这里只是摘录了部分内容。其中包括：很多有问题的鸡不能吃，鸡肉和一些菜、肉类同吃会引起泄泻、心胸不适。特别提到有风病的人会引起病情复发，此风病多是指内风，如肝风内动，出现头目眩晕、四肢颤抖或抽搐等。鸡在五行当中占有四，惟独没水，因此能助肝火。鸡性温热，故有补的作用，但能助湿中之火，也就是对湿热病邪有助，这点与鱼类相同。看来古人对鸡的评价实在不够乐观。

但是鸡中也有佼佼者，那就是乌骨鸡。《本草纲目》记载乌骨鸡"气味：甘，平。补虚劳羸瘦，治消渴……益产妇，治女人崩中带下，一切虚损诸病，大人小儿下痢禁口，并煮食饮汁，亦可捣和丸药""鸡属木，而骨反乌者，巽变坎也，受水木之精气，故肝肾血分之病宜用之。男用雌，女用雄。妇人方科有乌鸡丸，治妇人百病，煮鸡至烂和药，或并骨研用之。"乌骨鸡与普通鸡大不相同，其肉骨俱乌者最好，也有肉白骨乌的，也好。其性味甘平，最补虚劳，治消渴，对女子产后月经病带下病，一切虚损病均有帮助，大人小儿腹泻不能食者，可煮汤喝，还可做药服。

乌骨鸡属性已变，已含水性，以水木之精气而成，故肝肾血分病均适宜用。

乌骨鸡确实养人，但假如是一只 40 天就培育出来的乌骨鸡怎么养人？圈养的鸡不比散养的鸡温顺，它们被拥挤着关在一个小小的笼子里，不见天日，脾气暴得不得了。在喂养的饲料里面添加大量的抗生素，在这种饲养方式条件下，活下来没有病死就是算健康的鸡，可以上市出售了。这样的鸡，人吃了真的不会出问题么？

顺便说一下鸡的卵，也就是鸡蛋、鸡子，《本草纲目》记载："气味甘平。不宜多食，令人腹中有声，动风气。和葱、蒜食之，气短；同韭子食，成风痛；共鳖肉食，损人；同兔肉食，成泄痢。妊妇以鸡子、鲤鱼同食，令儿生疮。小儿患痘疹，忌食鸡子，及闻煮食之气，令生翳膜。"其功用"镇心，安五脏，止惊安胎，治妊妇天行热疾狂走，男子阴囊湿痒，及开喉声失音。醋煮食之，治赤白久痢，及产后虚痢"。

鸡蛋不宜多食，可使人腹鸣、动风气。和葱蒜食会气短；和韭菜食，可成风痛；同鳖肉食会损人；同兔肉食会腹泻痢疾。妊娠时如果鸡蛋鲤鱼同食，令小儿生疮，因为均是发物。小儿患痘疹，不能吃鸡蛋，也不能闻煮鸡蛋味，可使眼睛生翳膜。鸡蛋也有很多好的功用：可镇心安神，五脏安和，安胎止痒止泄，能使喑哑声开。用醋煮鸡蛋，可治脓血痢疾，以及产后虚寒痢疾。

鸡蛋清，《本草纲目》记载："气味：甘，微寒……主治目热赤痛，除心下伏热，止烦满咳逆，小儿下泄，妇人产难……醋浸一宿，疗黄疸，破大烦热。"可用于眼睛红肿疼痛，除胸中郁热，止咳喘，治疗小儿下泄，孕妇难产。用醋浸泡一夜，可治黄疸，祛大烦热。

鸡蛋黄，《本草纲目》记载："气味：甘，温。醋煮，治产后虚及痢，小儿发热。煎食，除烦热。炼过，治呕逆……补阴血，解热毒，治下痢，甚验。"蛋黄用醋煮后，治疗妇人产后身体虚弱下痢，小儿发热。煮食可除烦热。具有补阴血，解热毒，治疗痢疾的功效。

鸭，《本草纲目》记载鸭肉"甘，冷……白鸭肉最良，黑鸭肉有毒……老者良。"主治："补虚除客热，和脏腑，利水道，疗小儿惊痫。解丹毒，止热痢。头生疮肿。和葱、豉煮汁饮之，去卒然烦热。"鸭肉也有补性，能调和脏腑，去除客热，利小便，能疗小儿抽风。生肌敛疮。和葱、豆豉同煮，除心中烦热。平时吃的烤鸭，或用姜炖的鸭子，可以不同程度去除它偏冷的性质。如果选老鸭，能够有较好的补益作用。有益虚损内伤，阴阳火燥。脏腑实热者服食则补，但是虚寒者服食则会有损。

说到鸭蛋，《本草纲目》记载："气味：甘、咸，微寒……多食发冷气，令人气短背闷。小儿多食，脚软。盐藏食之，即宜人。生疮毒者食之，令恶肉突出。不可合鳖肉、李子食，害人。合椹食，令人生子不顺。"主要功用"心腹胸膈热"。鸭蛋性寒，多食易损伤阳气，故多吃后身上发冷气，令人少气背紧。小儿多吃后会脚软，走路不利索。鸭蛋用盐藏较好。生疮的人吃了鸭蛋会使疮更突出。不能和鳖肉、李子同吃，会有损害。同桑葚吃，会使生孩子不顺。鸭蛋主要功效是对胸腔脏腑有热邪的能够起到消除或缓解作用。

一般来讲，温热的东西都可以补人，尤其对过去的人而言，过去的人难得有肉吃，故身体能够耐受温补，而现代人的身体就不一样了，因为已经吃惯了鸡鸭鱼肉，身体已经不那么清净，所以一补就上火。临床上，遇到很多患者，都认为吃肉很重要，但是他们不知道每种肉都有它的问题和损害作用，也不知道每个人对不同肉类都有相应与不相应；寒热温凉且不说，各对脏腑、血脉、肌肉、骨节、皮肤、毛窍所施作用，当谨慎辨识以选取适宜者为务。

水产助湿易动风

很多患皮肤病的人都知道，要严格忌口，如不忌口，皮肤病就很难好或容易复发。因为所有的皮肤病都与湿气有关，而水里生长的东西湿气都重，是首先要忌的。

前面谈到鸡肉时，已经提到，鸡肉"能助湿中之火。病邪得之，为有助也。若鱼肉之类皆然"。说的是鸡肉同鱼类一样，均是可帮助湿热邪气，易对人体造成伤害的食物。

《本草纲目》记载说："诸鱼在水，无一息之停，皆能动风动火。"这里的动风动火是指易导致出现与风和火相关的疾病，比如外风类的有：风疹、荨麻疹、疖肿、疮疡，以及风寒、风热、风湿等疾病；内风类的常比较严重如：头目眩晕、四肢颤动、抽搐、半身不遂等，常称为中风、卒中。《本草纲目》中说："西北多寒，中风者诚有见。东南气温多湿，有风病者非风也，皆湿生痰，痰生热，热生风耳。……生热动风，风火相扇，乃成中风。"这里谈到的主要是内风，内风实际上多指肝风内动、脑中风一类的疾病，包括西医所说的高血压、脑出血、脑血栓等，都是与进食厚味致痰浊内生，聚而生热，热而生风，内风扰动，出现各种状况。急性发作时，来势凶，变化快，就像风一样善行数变，故曰风证。因此，有动脉硬化的人，在食水产时，一定要悠着点，不要因为美食，而误了身体大事。

一般来讲，鱼虾蟹都属发物。尤其螃蟹是大寒也是大发，我遇到一位病人，吃了螃蟹后将多年没有发作的哮喘一下勾出来。螃蟹这样的寒性食物也常常会造成女性痛经。还有一位四十多岁的女子，在我这治疗子宫肌瘤，一个月后复查明显变小，当地医院做B超的医生也感到效果很难得。她非常高兴，就跑到北戴河去玩，结果回来后复查B超子宫肌瘤又有所增长。原来她在北戴河游玩期间吃了螃蟹，螃蟹"发"的劲很大，使刚好转的子宫肌瘤长大了。

螃蟹，常作为美味，因它出问题的人可不少，这里特别要谈谈。《本草纲目》记载说，螃蟹"咸寒，有小毒。未被霜，甚有毒……独螯独目，两目相向、六足四足，腹下有毛，腹中有骨，头背有星点，足斑目赤者，并不可食，有毒害人。冬瓜汁、紫苏汁、蒜汁、豉汁、芦根汁，皆可解之……此物极动风，风疾人不可食，屡见其事。不可同柿及荆芥食，发霍乱动风，木香汁可解"。其中谈及一定要吃霜后的螃蟹，否则毒很大。螃蟹中，凡独钳独目等异样者皆有毒，如中毒可用所提到的各种植物汁来化解。螃蟹是最动风气的，风气包括内风外风，如前所述，屡见其所引起的动风之事。螃蟹不可同柿子和荆芥同食，导致吐泻及动风情况，这时需用木香汁来化解。

虾的问题也不少，《本草纲目》记载说，由江湖出者，列为下品："有小毒……无须及腹下通黑，并煮之色白者，并不可食。小儿及鸡、狗食之，脚屈弱""动风，发疮疥冷积。动风热，有病患勿食。"提到江河产的虾问题多，没有须的、腹部通黑的、煮了色白的均不能吃。如果小儿或鸡狗吃了会使脚的屈伸很弱。吃虾会动风，皮肤生疮疥以及冷积类疾病。还可出现风热，有病的人不能吃虾。

相比起来，海里的虾就要好些。

中医认为，越阴寒的东西越要少接触，因为人是靠阳气活着，阳气就是我们常说的"气"，有了温度才有阳气，没有温度就是个冷血动物。冷血动物是什么？深海里、深水里的水生动物都是冷血动物。我接触过很多患者吃海参吃出问题了，吃得气血很不流通，表现周身发皱，很不舒展，情绪也差，脉象又沉又紧，身体没有力气，整个身体里都被阴寒笼罩着。年轻人吃点儿阴寒的水生动物问题不大，年纪越大的人阳气越少，身体越差，阴寒的水产品还是少吃比较好。孙思邈说："腹内有宿病，勿食鲮鲤鱼肉，害人。"临床上，腹内有旧病的人不少：胃肠肝胆有慢性炎症，长囊肿、息肉、结石等，有这些情况，就更要谨慎。还有学者认为，水生动物生活在水里，而人是生活在陆地上，所以水生动物的蛋白不容易被消化吸收，不像陆地上的动物蛋白容易被接受。

有的朋友会问，海边的人吃鱼虾怎么没问题？那是因为他祖祖辈辈都这么吃，他们的身体已经适应了，能够接受和较好地消化和代谢这些海产品，因此对这种食物有了依从性。我们内地人体质不一样，自然不能和海边居民比，这还是一方水土养一方人的道理。

有些人说什么"四条腿不如两条腿，两条腿不如没有腿"，我说不管这个腿那个腿，首先要从阴阳平衡的角度去看，从这个角度去选择我们吃的食物。人一定要走中道，要选择平和的食物，要是偏移了这个规律就会对身体造成伤害。

8. 肉蛋奶（动物蛋白）不可少？

西方营养学家提出，肉蛋奶是提供能量来源的重要食物，每个人最好每天一杯奶，吃一个鸡蛋和少量肉。肉蛋奶真的是我们不可缺少的吗？

长期吃素可长寿

古时候的中华大地，没有那么多可以提供肉类的动物，没有大规模的养殖业和畜牧业，老百姓几千年来吃肉都比较少，饮食结构主要以粮食和蔬菜为主，所以我们的遗传基因里少有"吃肉基因"。现在我们的生活水平大大改变，鸡鸭鱼肉都上了餐桌，少有"吃肉基因"的人们吃下这些肉，自然各种病就跟着来了。

唐代著名医学家、养生大家孙思邈活了120多岁，有人说他活了170多岁。他的养生方法就是主张人们基本吃素，他自己也是这么做的。

孙思邈晚年提出："夫善养老者……非其食勿食。非其食者，所谓猪鸡鱼……生肉、生菜、白酒、大酢（醋）、大咸也。常学淡食。至如黄米、小豆，此等非老者所宜食，故必忌之。常宜轻清甜淡之物。大小麦面、粳米等为佳。"并认为这样"则可延年益寿矣"。

孙思邈的饮食很简单，他是以大米、白面、大麦、小麦这些粮食为主，也有蔬菜。他觉得肉对人体都是有伤害的，只有长期吃素才容易长寿，吃肉多的人会折寿。

孙思邈也不主张吃生冷的食物。他提到"常欲如饥中饱，饱中饥耳"，意思是不能吃得太少，也不能吃得太饱。有句话也被古代很多养生大家提到，叫"穰岁多病，饥年少疾"，意思是丰收的年份，人们会吃得很饱容易生病；饥荒年没什么吃的，得病的人也就很少。看来从古到今都是这样，因为生活条件的改善，而大吃大喝造成生病、夭折的很多。

世界上公认的五个长寿乡基本上都是贫困乡，我国的巴马乡是世界上最著名的长寿乡，那里的长寿老人最多，最高年龄曾有142岁，基本都是吃素食的。主食是玉米、稻谷，副食主要是红薯、芋头、红薯叶。膳食特征为低能量、低脂肪、低盐、低胆固醇和低蛋白质，其他营养素也相对不高。与现代营养学倡导的"高热量、高蛋白质营养"并不符合。现代医学认为正常每人每日所摄入的热量应维持在2 400千卡（1千卡 = 4.186千焦）以上，但是巴马长寿人群每日所摄入的热量却大多在1 400 ~ 1 500千卡，他们还都从事着体力劳动。其完全符合中国传统医学以"五谷为养"的饮食观念。

现代人常常晚上请客，大鱼大肉加上酒水吃很多，对健康最无益。孙思邈说过："人不得夜食。饱食则卧，乃生百病""每食不用重肉，喜生百病；常须少食肉，多食饭，及少菹菜，并勿食生菜、生米、小豆、陈臭物，勿饮浊酒；勿食一切脑，大损人。"孙思邈反对吃夜食，由于吃过饭就睡，可以形成很多疾病。反对一顿饭吃很多肉，这样也会造成多种病患。主张吃清淡的食物，提出少吃腌制的菜，以及发酵腐臭的食物等；特别是不能吃动物的脑，对人损害很大。能够注意这些，人才可以延年益寿。很多医学大家也持有同样的养生观点。

植物蛋白最健康

我们能从米面蔬菜里取得植物性蛋白质，因为植物也含有蛋白和脂肪。并且碳水化合物、脂肪、蛋白质三大物质可以互相转换，植物性蛋白质虽然合成新蛋白质的速度较慢，但相对而言却较稳定，可以说是最健康的蛋白质。美国著名营养学家坎贝尔教授在《救命饮食》一书中通过研究认为，最健康的蛋白质应该从植物中获得。这与我国古人的经验不谋而合。

很多人担心不吃动物蛋白质会营养不良，实际上并非如此。人体是一套极为复杂的新陈代谢系统，我们能从每天所食用的各种植物中，取得基本的养分，加上适当地吃一些蛋奶等，因此，我们根本不必刻意吃下大量的蛋白质，或是费尽心力的规划每一餐。

我们中医文化早就很清楚这些道理，几千年来，古人从实践中得出结论，人是天下万物中，最具能力和智慧，完全能够自我完善、自我修复、自我改造，和具备更多无法探到的功能的灵体，也是一个精密而难以复制的系统。

在临床中，经常有几岁的小女孩，过早乳房发育，甚至形成结节，均与饮食中过多肉蛋奶有很大关系，营养过剩，促使孩子过早发育，过早成熟，这不仅影响孩子的智力发育，对身体骨骼的发育都会造成不良影响。特别是很多家长也意识到了，鸡肉、牛羊肉、鱼虾蟹这些发物，尤其会使孩子出现问题，月经提前，乳房发育，乳腺结节疼痛等，给年幼的孩子增加了很大精神和身体的负担，也更给家长造成了压力。清楚说明了我们不应该让孩子吃过多肉蛋奶。研究表明，吃肉蛋奶过多，也是形成各种现代病的重要原因。

门诊中，经常有来找我减肥的人，他们有的自己会说，我身上哪凉哪的肉就多；确实，肥肉越多身体越寒，气血越不流通。我们看看很多西方人的肥胖就可以知道，他们都是胖在腰腹部位，由于吃肉食及冷饮冰镇食品较多，造成了这种状态。肥胖和肉食、冷食是分不开的，这就使得体内的阳气受创并减少，以致产生肥胖，致气血经络的通行受阻，也是给健康和长寿设下了屏障，更是在给疾病的滋生创造了环境。

9. 你能分清饿和馋吗？

肚子饿了会想吃东西，嘴巴馋了也会想吃东西，但很多人往往分不清饿和馋，尤其是孩子嘴馋起来更是让人头疼。要知道，大部分嘴馋的人，都有脾胃虚寒的毛病。

馋嘴有时也要治

我曾经接诊过一个七岁半的小女孩，看起来面黄肌瘦的，她家长告诉我：她当时体重才19千克，是全班个子最矮、体重最轻的一个，家长只是觉得孩子很偏食，不爱吃饭。后来老师告诉家长，孩子上学时会常常肚子疼，还会呕吐，建议让她先休学，把身体治好再回学校。我检查后发现，女孩脸虽黄黄的，但精神还不错，也挺聪明的，她根本不是偏食的问题，我诊断她的问题在于脾胃虚寒。

其实这位小患者的问题主要在她的饮食习惯，她的偏食不爱吃饭其实就是嘴馋。由于平时习惯了强烈味觉的刺激，就会对刺激性食物产生依赖，久而久之只吃爱吃的，不爱吃的就不吃，在家人看来就是偏食不爱吃饭了。

这个问题究其原因还是由家庭造成的。女孩的父母虽然也知道不娇惯孩子，膳食管理，但家里的老人就不然了，希望好吃的东西都给孩子吃。家里的四位老人，每人都给孩子塞点吃的，其实大家所说的好吃的无非就是那些口感好、气味强烈的。孩子的脾胃被这样的食物堵得满满的，久而久之，肚子也麻木了、感觉不出来胀了，自然就没有了饿的感觉，也产生不了正常的食欲。我们健康人肚子饿了，会想吃米饭、馒头、烙饼、花卷这些主食，她看到这些东西却一点也不想吃。

我问这个小病号："你吃什么东西最香，为什么不好好吃饭啊？"她家长说她平时就爱吃辣的、酸的、煎炸的、呛味的、烟烤的食物。孩子说："吃饭的时候我根本不饿，我妈妈非逼着我吃。"孩子根本就没饿，她的脾胃不想接受食物，家长却还给她吃，那么孩子的脾胃只会越来越受伤，天长日久，脾胃被损伤得一塌糊涂。

这位小患者还有一个症状，就是不排便。为了排便，家长给她吃大量的水果。其实正常的肠胃是不需要依靠吃水果排便的，这位小患者肠胃本来就不好，水果本身低于体温，多数通便的水果又属于寒性，这样一个接一个的吃进去，脾胃哪里受得了。我把其中利害告诉了这位小患者的家长，家人也意识到了问题的严重性，之后对孩子的饮食进行了严格的管理，服药三周孩子的症状就都消除了，气色也好了，回学校去上学了。

中医认为，五味入五脏，但五味过了则伤人，自然不可偏食，五味要在均衡的状态下才能养人，我们食物的味道应该清淡中和。当然馋的时候偶尔吃一些调剂性的食物是可以的，但是如果发现我们一段时间都很馋的话，那就要引起注意了。

馋由虚火导致

我治疗过的很多病人反馈，经中药调理后，过去比如馋水果、馋海鲜、馋烧烤、馋各种调味剂的习惯都消失了。可见，我们所说的馋实际上是一个病态表现。

没有饿的感觉，只有馋的感觉，是身体里有虚火。虚火产生的原因很多，影响到自身脾胃功能的不协调造成了感官的不协调。也就是说，馋是感官的一个误区，让人误以为想吃的那些东西是自身需要的，实际情况是，人体正常需要的食物，他已经没有能力接受了，只能接受一些强烈刺激性的食物。久而久之，形成一个损伤肠胃的恶性循环。

尤其是女性，由于气血薄于男子，故更易有虚火。比如：心中焦虑，不得宣畅，心火积于内；恼怒抑郁，肝气不疏，肝火则郁积；饮食过饱、滋味过浓，脾胃运化有碍，积滞而生热，为火之渐；熬夜过劳，房事过度，肾失藏养，虚火不敛等。综上所述，情志不遂、忧思过度等五志过极，以及饮食劳倦等各种原因，使得脏腑功能失调，气血阴阳有失和谐，都可导致体内虚火内生。这些虚火，必须要宣泄，总是表现为馋，实际上也是一种虚性亢奋状态。所以，女子常常在月经前爱吃零食、爱喝冷饮、暴食过饱等，全是身体有虚火导致的，再由饮食的形式释放出来，尤其是月经失调的女性更易出现这种情况。虚火会让身体产生不正常的需求，一旦出现了这种情况就是身体给我们的警示，这时我们就应该加强对自己的管理，或者去找医生谈谈了。

大部分在我这里治疗的人，都觉得现在每月开销少了很多，因为也不馋鸡鸭鱼肉了，也不馋水果饮料了，也不馋各种零食了，并且心情愉悦，之所以这样，是因为经过调理的身体是一个各方面都平衡的身体，也就是中医所追求的阴阳平衡、气血充足的状态，我们称之为"阴平阳秘"。

分清正常馋和病态馋

是不是只有身体有问题的人才会馋呢？其实不然，脾胃没有问题的正常人也会馋，那么我们怎样加以区分呢？

我们喜欢把馋称为口腹之欲，那么势必和我们的胃肠道有关。当我们的胃肠道处于正常状态下的时候，即便馋也不会很过分，也容易控制；反之，如果身体不适产生了虚火，由虚火导致的馋，会感觉难以忍受，这种馋的感觉来了会让人很迫切，无法控制，往往会影响到情绪。

如今胃肠道不好的人太多了。我曾治愈过一个湿疹严重的孩子，伴有便秘，了解中医的人大多知道湿疹和脾胃功能密切相关，便秘本身也是胃肠功能的问题。一询问，知道这个孩子被一家人娇生惯养，也是什么都塞给他吃，导致孩子非常挑食，长期下来什么也不想吃了。这个孩子连续就诊三次后，开始好转，他的妈妈告诉我，说孩子过去大便困难，非常干燥，现在每天都排便，但气味特别臭，排便后会身上痒。我告诉孩子的妈妈，这个状态说明孩子正在康复，他的脾胃功能在逐渐好转。因为非常臭的大便一定是带毒素的，这个孩子有积食，又营养过剩，现在能把毒素从大便往外排了，证明他自己本来的功能开始恢复了；身上出现痒或痒疹，是因为脾虚生湿，吃药后体内的湿气往外排的表现。经继续服药，脾胃功能改善了，脾虚生湿的现象扭转，身上的湿疹也同时得到消除。

现在很多孩子都大便困难，这种情况说明胃肠道没有一个好的疏通和排泄功能，因此应该慢慢培养一个好的饮食习惯，使肠胃功能逐渐恢复，从而实现正常排便。脾胃好的人不经常有馋的感觉，这样能够保证正常的饮食习惯，并且可以有滋有味的享用每一餐。

之所以吃中药时要忌口，是因为中药是靠四气五味调节身体，如果服药期间因嘴馋而吃一堆刺激性食物，相当于在原本有效的方剂配伍内增加了其他的药物，药效必然受到影响。

像前面提到的那个嘴馋的小女孩，她常常肚子疼，这就说明身体寒，当然小孩子肚子有蛔虫也会疼。中医认为，有蛔虫也属于腹内有寒。如此寒的体质在大冷天还想吃冰激凌，这就是我们所说的那种不正常的馋。往往人的身体越寒就虚火越多；同理，人的肠胃越差嘴巴就可能越馋。面对这些情况，我们应该遵循古人的告诫，合理进食，调养好脾胃。《黄帝内经》曰："饮食自倍，肠胃乃伤。"清代名医陈修元言："宁事温补，勿事寒凉。"解决"馋"的问题，就要做到慎养脾胃，调整管理饮食习惯。

找回天然本能

　　现在很多人找不到自己的本能，所以身体就容易出现问题。正常人的本能是什么？饿、渴、困、尿意、便意等。

　　这些本能促使我们有饮食、休息、排便等行为。人的起居饮食排泄靠本能来完成，到了饭点就肚子饿，运动量大了会口渴，到了晚上就犯困想睡觉，以及每日的大小便等，本能让我们过着健康而有规律的生活。

　　找不到自己本能的人，身体一定出了问题，如果较长时间自己无法调整身体，就应该找一位有经验的中医，寻找治疗方法，从而找回我们的天然本能，让身体的内环境回归"自然"。

　　分不清楚饿和馋不是一个小问题，它关系到我们最基础的健康。我们要健康，首先要找回最基础的本能。很多人一点儿也不渴，却拼命地喝水；很多人一点儿也不饿，强迫按饭点吃饭，甚至多吃多喝。尤其是孩子，有些父母知道让孩子用餐控制在七八分饱，但有的却认为是喂得越饱越好，老人们往往更是宠着孩子，恨不得将所有好吃的都塞给孩子，从而使很多孩子爱生病，其实就是丧失了本能。

　　丧失天然本能的人，吃饭也不香，喝水也不解渴。中国传统医学认为，应该遵循身体的本能召唤，饿了才吃，困了才睡。我经常问我的患者，你们不饿不渴为什么还要吃饭喝水？患者往往会回答：现在很多宣传都是，必须每天吃多少饭、多少肉、多少蔬菜、多少水果，喝多少水、多少奶，做到了才能健康。我觉得有些好笑，自己明明是活生生的人，我们完全可以通过我们的本能来进行控制调节饮食以及各种机能，即便是一台车也是要看开了多久、跑了多少路来加油保养的，为什么要这样生硬、机械地生活呢？人类是所有生物中最具智慧、最有能力，也最怀有灵感和天分的，这些都是天生的本能，充满了无限的生机，并不需要刻意地改变这些早已在进化过程中完善了的功能，让自如的生活受到很多的强迫。临床上看到很多患者强迫自己喝水、吃菜、水果等，造成很多不必要的身体伤害，不得不提出这样的思考：回归本能，才能回归健康！

中医文化的天人合一理论，就是在号召人们回归自然，因为我们是自然界的产物，永远离不开自然界对我们的眷顾，也离不开自然界赋予我们的本能。

10. 百病因于脾胃

肾脏是先天之本，脾胃为后天之本，我们中焦的脾胃之气就是人生的中气，所以说中气为本，中气不和百病生。很多人对此并不了解，导致治疗和养生都走了弯路，甚至把自己的身体越弄越糟糕。

中气为本

何为中气？喜欢传统文化的人都知道《河图》，《河图》所演示的是"以中气为枢"；四旁形成的"像"，都与此中气相合；中气是轴，四旁是升降浮沉。清末著名医学家彭子益说"河图表示宇宙造化，中气居沉浮升降之中""河图的表示，中央与四维共同维系一整个圆运动的表示也""此中华文化，所以起源于关于生物生命之宇宙的大气圆运动。而以河图为则，医学尤其切要者。"

　　自然环境是我们生活的外在环境，我们的身体是内环境。我们中医讲的是整体观，要辨证全局的思想看待病症，《河图》体现的是中气为轴，中气具体到人身上就是脾胃之气。中医认为，人体是以五脏为中心的一个统一整体，而脾胃位居五脏六腑的中央，按三焦来分，它属于"中焦"，其上是心肺，其下是肝肾。《黄帝内经》谓"五脏者，皆禀气于胃。胃者，五脏之本也。"由于脾胃是人身气血生化之源，也是其他各个脏腑的营养供应者，故中医学将脾胃称为"后天之本"。

　　很多人不明白中气为本的道理，不养脾胃之气如何谈养生？养脾胃是养生最核心的概念。只有脾胃强壮，才能气血旺盛，脏腑经络、四肢百骸均能得养；从而使正气俱足，免疫力增强。《慎斋遗书》有言："脾胃一伤，四脏皆无生气。"也恰恰是说明了脾胃对其他脏腑的影响，也从侧面说明了脾胃对我们的重要性。我在临床上经常会用到《伤寒论》中记载的理中汤，这个方剂是专门温补脾胃的，被后世称作温补中土第一方。

　　中医将脾胃比作大地，大地滋养万物，但大地也需要被滋养和维护，就像种庄稼需要给土地施肥浇水一样，荒芜的土地是长不出好庄稼的。很多人都爱吃夜宵、酗酒、贪食生冷，把脾胃堵住了。殊不知这样做给我们的脾胃带来了巨大的伤害，就像让大地遭遇洪水、冰雹、烈日、干旱一样。脾胃衰败，使得气血无以由生，脏腑经络、四肢百骸没有了滋养，以致正气匮乏、免疫力低下，各种病邪肆意侵犯，以致各种疾病发生。

错误饮食伤脾胃

什么叫健康的饮食？饮食不是越多越好，也不是越有营养越好，而是越自然越健康。吃饭也好，喝水也好，只要觉得胃口舒服了就好，如果胀了、满了、堵了，那一定是给身体带来了伤害。所以我们反复强调"大道至简""道法自然"的道理。

曾经有一个30多岁的女患者，她是因为经常头晕、月经不调、贫血、身体乏力才来找我就诊的。我看她的脸色晦暗，舌质肥胖，舌苔颜色发黑，一按脉就清楚了，这是中焦脾胃的病。这种情况我接触得较多。很多女性既没有腹泻和吸收不良情况，也没有月经过多、痔疮出血等失血原因，却是莫名其妙地贫血，其实问题出在脾胃。这位女患者觉得她平日里很注意饮食，但她都是吃些蔬菜水果，吃粮食很少。其实蔬菜水果对人们来说并不那么好吸收，也不能有效地为我们补充气血，这种吃法不仅不能为我们提供营养，还在某种程度上加重了脾胃的负担。我告诉她，主食吃太少会让阳气不升发，气血不能到脑子，脑供血不足自然会造成头晕。

脾胃的毛病都和饮食有关，不同的饮食结构会对我们的脾胃造成不同的影响。古人说，五谷为养，现代人却本末倒置，认为蔬菜水果为养，其实是个很大的误区。只有五谷才能化生气血，让人的脾胃和全身得到滋养。

多数患者的问题都是源于错误的饮食。饮食进入体内，是要靠阳气的推动，才能完成消化吸收。因为脾胃只有中午才有最好的消化吸收能力，即便如此，我们午饭也只能吃七八分饱，超过七八分饱必定会让脾胃受伤，气血受伤，使整个生命力减弱，寿命打折。

其实也有很多人意识到了这个问题。我接诊一位男患者，他

37 岁，因为心脏病安了两个支架，为此来找我诊治。在交流的过程中他告诉我，自从他安放支架以后，他就调整了饮食习惯，每餐只吃六七分饱，现在体检只发现心脏有些问题，其他的指标都从不良数值转为正常。其实良好的饮食习惯，会让脾胃健康，脾胃健康了自然身体健康。这些道理并不是所有人都知道，也不是所有医生都会提醒患者，所以大家一定要时刻提醒自己，不可自己把自己的脾胃吃坏了。

忧思伤脾（情志不调伤脾胃）

很多人不清楚情志养生指的是什么，自然不知道情志不调会伤脾胃。我们常说"忧思伤脾"，这个"忧思"并不仅仅是指心情忧伤，如今坐在办公室的白领阶层都面临"忧思伤脾"的问题，因为他们在工作中需要动脑筋，写东西、做数据、订方案，不停地在思考，处理着繁杂的事务，这样的脑力劳动其实都在"忧""思"的范畴之内。

常常有些患者跟我说，工作忙不完，我通过观察他们的脉象，往往也能发现他们或是心烦急躁，或者是处在焦虑状态。我一般会把这句话送给这样的患者"世上本无事，庸人自扰之"。其实事情再多再忙，只要心情泰然，都可以找到合适的方法，能够轻松应对处理的，这样也可以加快工作的步伐，缓解身体和心里的压力。古人在这方面有很多告诫，唐太宗李世民曾在诗里写道："欲寡精神爽，思多血气衰。"乾隆皇帝也曾有"事烦心不乱，少食病不侵"的句子流传后世。有些患者经过提醒后，慢慢调整了心态，并且告诉我说，这样做后觉得头脑轻松许多，身体也舒适了不少。

中医认为"思则气结""忧思伤脾"。即当忧思时，脾胃就会"气结"，需要适当地运动使结聚的气得到抒发，否则食物在脾胃中也难以运化，尤其吃了不好消化的食物更容易变成毒素。很多人面色差、心情差、气血不流畅、经络不疏通的原因皆因于此。再吃得饱饱的，鸡鸭鱼肉等高蛋白难消化的食物塞满了脾胃，中气被堵塞了，既不能在体内运行，也不能消化吃下去的食物。我们讲一般人吃饭八分饱比较合适，但是对于那些白领人群，恐怕更要注意控制了。因为他们上下班都很少步行，到了单位一坐就是好几个小时，头脑还要紧张地运转，周身的气血没有工夫疏通，一点活动的机会都没有。要知道，"脾胃主肌肉四肢"，反过来，四肢肌肉的活动也可以影响脾胃功能。如果一点活动都没有，还一顿不落的不少吃，疾病也就制造出来了。

古代有句名言："曾子衔哀，七日不饥。"是说古代著名孝子——曾子，由于亲人去世而心情悲伤，七天不吃东西也不感到饥饿。这个案例，一方面让我们领悟到古人的孝心；另一方面也看到了，当人心情处于一种沉重状态时，也会影响到其他五脏六腑的功能状态，以至于没有了饥饿的感觉，脾胃正常的功能也会受到影响。说到心情影响饮食的例子很多，不管何种心情，只要沉浸太深而郁住了，或想不开而堵住了，都会影响脾胃。对脾胃的影响是多方面的，有的会因不想吃而变瘦；有的会因吃了不运化而变胖；还有的会因胃肠功能紊乱而出现腹泻或便秘；也有因湿浊不化蒙蔽清窍而头目昏花等，临床上这样的案例很多。七情六欲都会对脾胃造成影响，从而导致各种疾病发生。

孙思邈说："人之当食，须去烦恼。"人在吃饭的时候，不应当有烦恼。也就是有烦恼时吃饭，对身体不利；特别是在生气时，更不能进食，否则会产生很多毒素，对身体尤其是对脾胃和肝脏伤害会更明显。

治好脾胃，便秘痊愈

便秘是临床中最常见的一种疾患。表现有大便秘结不通，排便时间延长，或虽有便意，而排便困难等。便秘在中医理论里，也属于脾胃功能障碍的范畴。中医以五脏为中心的理论体系，是一个功能系统，脾胃的功能包括了所有消化吸收运输排泄等胃肠道的一切功能，按照西医的话说是指消化系统的所有功能；而西医所说的脾与胃只是两个解剖单位。

便秘和脾胃功能密切相关。脾胃之气也包括肠道之气，都是人体正气的范畴。

由于脾胃的原因造成的便秘，可从以下几个方面进行辨证分析：一者气虚推动无力；二者血少肠失濡润；三者肠胃积热，热盛伤津，而致大便干结；四者寒自内生，阳气不足，肠道传送无力，致大便艰涩，排出困难；五者情绪郁结，气机不畅，传导失职，而大便秘结。

如何来解决便秘问题呢？我们可以从原因入手解析，从而找到解决的办法：

其一，气虚推动无力。中医认为，肺主气，脾益气，肺与大肠相表里，脾主运化水谷。肺气不足多与形寒饮冷有关，外不受寒，内不食冷，肺气就会充足；脾气不足多与饮食过量，负荷过重有关。如若减少脾胃负担，不要饮食过饱，就使脾益气之令得以实现，肺脾之气一足，推动大肠传导粪便自然容易完成。

其二，血少肠失濡润。脾胃为气血生化之源，脾虚不能生血，血少则肠道失其濡润，使大便干结难排。脾虚原因与饥饱无度、生冷损伤有很大关系。如若能够饮食有节、规避生冷，使脾胃得健、造血充足、大肠得润、大便得通。

其三，肠胃有积热。进食辛辣刺激食物会使胃肠燥热，进食煎烤烹炸油腻食物难以消化，会出现堆积生热，热灼津液，肠道津液枯燥，致使大便干结。如若能够少进辛辣煎烤食物，经常进食清淡饮食，使脾胃和顺、清净，自然大便也就能够顺畅。

其四，寒自内生，阳气不足。中医认为饮食生冷日久，寒居中焦会伤脾阳；劳倦熬夜房劳过多，使下焦寒自内生而伤及肾阳；中焦下焦均被寒气占据，脾肾阳气亏败，无力推动肠道正常运行，大肠自然不得传导粪便。更何况脾主运化并肾主二便，二脏职能全无力实现。如若控制生冷，劳逸有度，节制行房，脾肾寒气不生，阳气生发，大肠传导之力必足，排便没有滞碍。

其五，情绪郁结会气机不畅、传导失职。中医认为肝主情志，情绪抑郁导致肝气郁结。肝本疏泄条达之性，有助于脾胃的升降和消化运输；而肝气郁结则失去疏泄条达，影响脾胃运化，使脾气不升，胃气不降，肠道无法运行，致大肠传导失职，粪便停结于内。如若能凡事放下，使情绪调畅，心情开朗，自然肝脾功能得以良好有序完成，共同促进肠道的有效传导运化，则大肠可顺利排泄。

原则上，只要是胃肠道的问题，总不离治理脾胃。脾胃总管饮食的消化、吸收、运输、排泄，因此任何一种原因终究还要落实在脾胃上。

有的患者大便并不干结，但是因为大肠无力也很难排泄，久而久之，大便变得硬结后就越来越难排泄。如果合理饮食，多年的便秘也有机会治好，如果盲目吃泻药，反而更加危害身体，甚至有的患者由于长年吃泻药，造成大肠黑变病，当然这种患者也不用恐慌，用中药配合合理的饮食都有可能恢复。

有一位国外归来的患者，由于平时应酬比较多，晚饭难免会喝酒宴客，不健康的生活方式使他身患痛风、糖尿病、高血压。他找我治疗一段时间已经改善了，但因治疗时间不长尚未痊愈。这次他回国又来找我，说脚疼得睡不好，肿得不能走，活动起来很困难，同时有严重便秘。因为以前经过我的治疗，他已经很注意饮食习惯，已经很少喝酒吃肉，晚上也不去应酬，工作也准备退居二线了。在问诊的交流过程中，他谈到自己的早饭吃稀饭、馒头和鸡蛋。我一下就找到了问题所在，就是鸡蛋造成的痛风复发和便秘。这位患者有高血脂、脂肪肝、尿酸高、痛风、糖尿病等，而又根本不缺营养，不需要吃鸡蛋补营养，过多的营养对他反而是一种负担。他吃了我开的中药一个礼拜，早餐只吃稀饭馒头，第二周复诊时脚肿已基本消退，走路也很轻快，精神也非常好。同时，困扰他的便秘也好了。实际上，只要脾胃调整好了，肠道的运化功能很容易恢复，便秘自然也就不存在了。

从上面这个病例可以看出，很多人营养过剩，就会出现便秘，只要适当调整饮食习惯，调养脾胃功能，便秘自然会痊愈。早餐最好吃简单好消化易吸收的食物，这样脾胃才会没有太大负担，使中气得以生发致周身。我们说一日之计在于晨，从早餐开始，我们就要开始养脾胃。我们的脾胃之气发散到全身，运行到身体各个部位后，肠道才会有力排便。

好脾胃，才有好肌肉

中医认为脾胃主四肢肌肉。临床中，很多人腿酸、腿软、腿没力、手胀等病症的治疗都是从调理脾胃入手的。四肢的肌肉和关节由中焦脾胃管理，中焦脾胃堵塞了，其症状就会表现在四肢，四肢就会不好使。

我治疗过一个 12 岁的女孩子，她被诊断为先天性脊肌萎缩，从两岁起下身瘫痪，不能行走。初见她时，又瘦又黄，一吃饭就想吐，腹部胀痛，浑身没劲，说话气短胸闷，头都抬不起来，脖子和脊柱是一个侧弯的 S 形。在诊疗过程中，我发现孩子的脾胃很弱，特别是肾脉瘀滞得非常厉害，一问才知道她的家人给她吃了很多补肾药物。这些药物加重了她气血的瘀滞，所以浑身没法动，一动就心慌气短，觉也睡不好，夜里老做噩梦，甚至在梦中还会哭醒。我给她开了中药，让她尽快恢复脏腑功能，能够吃得香睡得好，很快四肢和躯干萎缩的肌肉逐渐丰满起来，各种不适症状亦随之改善。过去，这个孩子一直坐在轮椅上，被同学推着上学，经过两三个月的治疗，可以自己推着轮椅到处跑，不扶东西也能走个百八十步，而且面色越来越红润，精神体力越来越好。她是怎样恢复健康的呢，首先是靠中药把她的脾胃功能调动起来，让她能吃能喝，等头晕、气短、心慌、乏力的症状全部改善了以后，有了体力和精神头，再由针灸大夫配合针灸按摩，进行形体训练等。经过我们共同努力，使她的身体奇迹般地很快恢复。

《黄帝内经》讲："治痿者独取阳明。"意思是治疗这一类肢体筋骨萎弱、肌肉塌陷等病症时，侧重调理足阳明胃经。足阳明胃也就是指脾胃，其多气多血，为水谷之海，气血生化之源，又主肌肉四肢，故而脾胃振兴，才可肌肉丰满、四肢有力，身体健壮，精神面貌焕发，也就赢得了康复的机会。

临床上，会遇到很多痛风，四肢关节不适，颈腰疼痛，肌肉萎缩等，这些形形色色的疾病都和中气不足有很大关系。中气不足也就是中焦脾胃之气不足，它可导致百病生。通过对脾胃的养护调理也可治疗多种疾病。

11. 阳气为何不生发？

岁数大的人，阳气越来越少，所以阳气生发很困难，疾病就越来越多。如今的年轻人，也因为阳气不生发，而患有多种老年性疾病。为什么很多人的阳气都不生发？《黄帝内经》讲："阴阳者，天地之道也，万物之纲纪，变化之父母，生杀之本始，神明之府也。"意思是，阴阳是天地循环的道理，是万物生灭的规律，是产生各种变化的根本，是生死的源头，是物质世界无穷变化的原因。

阳气少，百病生

中医看病，离不开望、闻、问、切。首先要从病人面相、气色、神采、步态种种方面，看出患者的"阳气""阴邪"是怎么一个状态比例。尤其是在切脉上，以决断人体虚实。清代著名火神派医家郑钦安说："盛者气之盈，脉动有力，为有余，为火旺，用药即当平其有余之气，以协于和平；衰者气之缩，为不足，为火虚，用药即当助其不足之气，以协于和平。……后人未解得人活一口气之至理，未明得千万病形都是这一个气字之盛衰为之。"此语道出万病之由无非气之盛衰。此气指的就是阳气。如遇阳气不生发，必是阴邪为盛，致得百病。《黄帝内经》说："阳气者，若天与日，失其所，则折寿而不彰。"

阳气像天体一样不停地自行运动着。同样，人的身体也在不停地运行，人体的所有功能：生长、代谢、呼吸、消化、吸收、分解、合成、抗邪、排病等，所有这一切的身体机能全都靠的是阳气。阳气是主气化、主运行的。人体的"阴"是指形质，比如所有的器官、骨骼肌肉、体液包括血液及精液等，这些有形有质的都属于阴。"阴"在阳气的气化作用和推动作用之下，才能发挥作用。这种动能又被叫做"炁"。有一句古话是这么说的："天有三宝……日月星，地有三宝……水火风，人有三宝……精炁神。"这个"炁"是温暖的气，也被叫做能量、热量。也就是常说的阳气，通常被简化为"气"。由此我们也不难看出中医对阳气的重视程度了。

人们都在说巴马是中国第一长寿之乡，上百万的人去寻找它的健康长寿秘诀，但是寻找到的人并不多。因为他们寻找的是物质层面，而真正决定巴马人长寿的应该是看不见也摸不着的"气"。"气"是一个生命能量体的状态，要顺应天时，和天地相应，就能得到这个"气"。我们说"正气存内，邪不可干"，就是指的这个气。"恬淡虚无，真气从之"，也是指的这个"气"，也就是中医理论中的"阳气"，即造成人体健康长寿的"阳气"。但是我们常常违背了天地的原理，破坏了人和自然的和谐，也就是不能"天人合一"，这样就得不到自然界的阳气，身体也不能够使阳气生发；反之，往往会出现阴气、邪气。

中医常说"五运六气"，这里的"六气"是指风、寒、暑、湿、燥、火六种自然气候变化。阴阳相移，寒暑更作，气候变化都有一定的规律和限度。如果气候变化异常，六气发生太过或不及，以及气候变化过于急骤，超过了一定的限度，使机体不能与之相适应的时候；或在人体抵抗力下降时，"六气"侵犯人体，成为致病因素，导致疾病发生。这种情况下的"六气"，就成为"六淫"，也被称为六邪。

我们讲养生，养的是生命，不单是物质的身体，生命当中包含着生生之机、生生之气，它一定是有活力的、有神采的、有灵性的东西。我们讲的阳气，就是宇宙太极之气，也是人体生命之动力，要想得到它，跟它相应，让我们身体的元气生发、生长，就必须遵循天人合一的理念，也就是不要违背自然规律；否则，就会得不到阳气，身体没有了阳气的护持，各种病邪就容易侵犯，各种疾病也容易发生。

早餐过饱影响阳气生发

我诊治过一个七十多岁的患者，她从外地来看病，有多年的高血压、高血脂，主诉是头晕、眼花、腿软乏力。接诊时发现她是典型的阳气不生发：面色暗，无光泽，身体消瘦，说话有气无力，行走时腰也直不起来。察脉发现她上焦的脉非常弱，说明心肺功能较差，脑供血也差。这样的患者，一定要问她的早餐进食情况，因为早晨是体内阳气生发最重要的时候。一问才知，这位患者早餐非常丰盛，鸡蛋、肉、米饭、菜吃很多种，午饭、晚饭还一顿不落，并吃各种各样的营养品。她从没有饿的感觉，整个肚子全是胀着、堵着的。病不就是这么造成的吗？这样吃的结果，使所有的气血都集中在脾胃，别的部位气血缺乏，尤其是脑部血液根本就无法到达。患者的舌苔也证实她是长期处于积食的状态，即消化道里堆满了垃圾。背着这么沉重的负担，能不乏力吗？老年人阳气本来就弱，饮食不化形成痰湿、浊气蒙蔽清窍，导致经常头晕、眼花，中焦堵塞，全身上下气血经络都无法疏通，使得腿软乏力。我向她仔细解释了病因，她这才恍然大悟。她年纪这么大，身体不需要也根本运化不了那么多营养，如果还给自己增加营养完全是错误的。

中医提倡恢复身体本能，何谓本能？就是自然规律。天地当中充满了阳气，没有与之交流，没有因天之序，没有天人合一，没有遵循"道法自然"，就找不回自己的本能。很多人因为丢失了本能，身体成了一种麻木、无知觉状态，对于什么都没感觉，比如说这个老年患者，对饥饿没有感觉，对口渴没有感觉，对其他很多事物也同样是没有感觉，因为她的本能丢失了。

早餐保证营养的同时注意不要营养过剩，才能让阳气生发。我为什么鼓励大伙儿早晨吃馒头或者喝大米粥，因为这些食物最容易消化且滋养脾胃，有益于中气的生发。

鸡蛋、牛奶、肉类能为人体补充蛋白质，但相对于大米粥或馒头，比较不易消化，所以如果早餐过食蛋、奶、肉类，反而会阻碍阳气升发运转。很多心肺疾病为什么都容易在上午发作，大都和那顿过于丰盛的早饭有关。早饭吃太多要耗掉很多气血。如果心脏动脉狭窄，供血跟不上，会出现心脏的急性收缩状态，即临床见到的心绞痛、胸闷、憋气等情况。

吃早餐，是为了补充我们的阳气，所以说"人是铁，饭是钢"。实际上这句话说明了饮食对于生命的重要性，然而很多人把这句话理解错了，认为吃得越多越好，其实过食是在给身体增加负担，更别说补充阳气了。

寒凉影响阳气生发

《本草纲目》中说："医家所谓元气相火，仙家所谓元阳真火，一也。天非此火不能生物，人非此火不能有生。"古代医家或修炼家所讲的这个气、这个火，实际上就是一回事，简单地说可以称作阳气。自然界没有这个阳气，万物不能生长；人没有这个阳气，生命不能存在。

很多人无意中破坏了生发阳气的机会，比如说早晨随着太阳的升起，阳气也开始生发，早饭也要和它同步协调。那么不仅不能吃太丰盛的早餐，也不要饮凉水。有的人早餐会吃很多蔬菜，包括凉菜，水果蔬菜是辅佐粮食的，起疏通壅滞的作用，老年人、体质弱的、气血差的、脾胃不好的、有慢性病的人，早晨不应该吃太多菜，尤其不能吃凉菜和水果。有人早餐虽不吃炒菜，但吃馒头稀饭时会搭配又酸又辣的咸菜，咸菜该不该吃呢？《本草纲目》中说："辛甘发散为阳，酸苦涌泄为阴；咸味涌泄为阴，淡味渗泄为阳。"意思是，吃酸的咸的太多了，会影响阳气的升起；吃辛辣和甘甜的太多了会造成气机只升不降。辛辣的东西会对脾胃造成刺激，并且让人出汗，部分气血会随之发散掉，所以要少吃。那么甘味的呢？其实馒头本身就是甘味，慢慢嚼着馒头，它在我们嘴里会越来越甜。我们吃馒头，可以搭配一点点咸菜，但咸菜吃多了就影响阳气的生发了。

女性来月经期间和月经前后，同样不要吃寒凉的东西。痛经的原因多是因为子宫寒，女性要保护下焦的温暖之气，月经期间千万不要赤脚、露腰、穿薄衣服、游泳、洗凉水脚，这些都是在伤害自身阳气。很多女性不孕不育，或患有妇科病，都是和不保护阳气有重要关系。门诊时，女性患者因寒凉引起的疾病占很大比例，治疗时采用扶阳、温阳、通阳的方法能够使很多女患者受益。

早年我的孩子读幼儿园时，老师就提醒，拉肚子的小孩不能吃寒凉的水果。这个道理现在很多人却不知道，我常遇到患者拉肚子还吃水果，导致腹泻不易止。水果为寒凉生冷之物，会对脾胃的阳气造成伤害，脾胃是后天之本、气血生化之源，如果脾阳受伤，脾胃的正常运化就不能进行，从而不能化生气血。

我们讲的阳气，有先天之气，也有后天之气。先天之气来源于肾；后天之气来源于脾胃。脾胃保护不好，就得不到后天之气，后天之气没有了，肾的先天之气也得不到能量与补充；先天之气不足，反过来也会影响后天之气的温煦推动。先天与后天是相互资助，相互促进的。无论先天、后天之气，都必须是温暖的，所以避免寒凉就是在保护自身的先天和后天之气，也是保护自身的元气、正气。

错误锻炼损耗阳气

我接触到一些患者，他们很热爱锻炼，都是体质健硕，但他们却向我提到，身边有的朋友年纪轻轻就猝死了。为什么做检查时身体健康，平时常常进健身房，居然会猝死呢？

猝死，一般都是心脏急性缺血所致，也有脑血管畸形破裂引发。中医的观点，心主火，是阳气俱足的脏器，因此凡是有心脏病的人，都与阳气不足、阳气不生发有很大关系。这些人的脉象都表现出明显的上焦气弱或上焦有寒、有瘀。现在的年轻人，身体有问题的很多，有的 30 岁之前还不显，一过了 30 岁，很多症状就表现出来了。因为身体阳气最足的阶段已经过去，也就是身体的鼎盛时期已不再回来。当阳气最足的时候，什么都可以抵挡，可是之后呢？更可悲的是，有的不足 30 就在健身时猝死。

锻炼是件好事，但锻炼的方法对吗？有没有遵循"道法自然，天人合一"的理念？如果没有的话，这种锻炼方式值得商榷。

我的一些患者说，他们每天晚上都锻炼，然而却忽然锻炼不动了，腰酸背痛、腿肿、腿沉、腰椎间盘突出越来越明显。晚上锻炼存在一些问题，常常会引发一些不适症状。因为根据天人合一的原理，晚上太阳落山了，阳气就渐渐收敛了，如若再过度扰动阳气，就会伤害自己的身体。短时间还无所谓，时间久了，对身体的影响就会出现。也有的人因为晚上锻炼，出现身体困重，察脉发现脉象表现沉紧，呈典型的阳气不生发脉象。晚上是应该静养的时候，晚饭后散散步，聊聊天，都是不错的，但不适合剧烈运动。

有一位患者由于工作性质，经常半夜要活动，患了肾结石、肾囊肿，说到他们单位其他人也有一些得病的，有肾肿瘤，结肠直肠病变等。这些均属于下焦病变，归肾所主，夜间肾气当令，肾主藏、主静；夜间频繁紧张地活动就会逐渐损伤肾气，也损伤下焦之气。一位朋友单位请我讲课，课后一起吃饭时，这位朋友跟我说：我们那片有些晚上一直坚持锻炼的人，现在有一些身体反而不太好了，以前不知道为什么，今天听你一说才明白，晚上锻炼伤身体。

特别是"子时"，也就是 23:00 ~ 0:00，必须处在睡眠状态之中，很多人都知道"子时开天，丑时辟地"。天为阳，地为阴，开天为阳气生发，辟地为阴精生长，其作用强大，是气血的大调整，身体的大修复，而具开创意义，一天的阳生阴长，由此开始，故以开天辟地论之。开天辟地之时，要是不在一个和谐安静的状态，身体怎么能受得了？假如这时候没睡，头一天所有的损耗都错过了很好修复的机会，第二天的阳气生发就会受到很大影响，长此以往势必引发各种疾病。

所以我们讲的生发、生长的这个气，一定要与天地自然规律相呼应，保持和谐统一，得到更多的养分和能量，使身体阳气旺盛。很多健身的朋友，白天没有时间，只能利用晚上，放松一下筋骨，也未尝不可，只是要适可而止，不要是太剧烈，也不要是太频繁；更不要超过了"子时"。

第二章　饮水误区

科学饮水长寿健康

水是生命之源，中医认为水对于维护人体健康有非常重要的作用。水进入人体后，经脾、肺、肾等脏腑的转输、气化、敷布等作用下，生成精、血、津液等营养物质，再润滑脏器、营养全身。喝什么水，怎么喝，看似简单的喝水中蕴含着养生大道理。

1. 晨起需要一杯水？

不知何时，"每天晨起空腹一杯水"成了一条流传甚广的健康概念，很多人相信这杯水可以清肠胃、排毒养颜、稀释血液，甚至还可以减少疾病。事实上，喝水也应该因人而异，乱喝水不仅起不到养生效果，还会让人体受损。

哪些人无法正常代谢水

现代人过分强调"晨起一杯水"的好处，却不知，很多脾胃虚寒、脾虚湿重、消化功能欠缺、肺肾功能不足的人，晨起若是喝了一杯水会让身体受到伤害。

《黄帝内经·素问·经脉别论》说："饮入于胃，游溢精气，上输于脾；脾气散精，上归于肺；通调水道，下输膀胱。"从经文中可以得知，水进入身体之后，首先要经过脾的转输、肺的调节、膀胱的气化等过程。

清代医书《四圣心源》说："水谷入胃，脾阳磨化，渣滓下传，而为粪溺，精华上奉，而变气血。"如若脾阳不足（脾阳即指脾胃功能），对水的消化吸收就不能完成，更不能变生气血。特别是在不需要水的时候喝水，还会让脾阳受到伤害。由此可知，脾胃功能如果比较差，比如食欲差，易恶心或易呕吐，呃逆频繁，腹胀腹泻，胃脘不适等症状的人，对水的代谢同样也不能正常进行，尤其是在早晨脾阳还没有生发的情况下喝水，就更加不合适了，不仅得不到任何好处，反而会被水所伤害，进一步影响了脾胃的功能。

其次，从经文中我们还可以得知，肺对水的调节也起重要作用。中医理论认为肺除了对呼吸的作用之外，还有一个重要作用就是"主治节"，这里头包括了"通调水道"这一重要作用。这里的水道指水液运行的途径，也就是说，肺有调节水的代谢的功能，这一功能主要通过肺的宣发和肃降来进行，也就是肺气可以使津液输布散发到全身各处，也可以促使水液下输于膀胱，保持小便通利。所以有"肺主行水""肺为水之上源"的说法。如若肺的功能有障碍，比如容易胸闷气短、喘息心悸、咳嗽痰多、鼻塞流涕等情况的人，对水的代谢会很差，如若乱喝水就会加重以上症状。

再有，中医认为肾主水，膀胱主水之气化。肾对调节和维持体内的水液起着非常重要的作用。如果肾脏的功能有问题，饮水就要注意，否则会出现水肿、小便不利等。实际上，人的身体是一个整体系统，五脏六腑都参与了水的代谢，任何一个脏腑出了问题，都会对水的代谢造成影响。同样，无端的增加饮水，也会对身体各处不利。

我们经常问患者有没有口渴的感觉，有的人说从来没有，这种人的身体已经不太正常，因为他连生命的本能——渴的感觉都没有，其他身体各种机能也会出现问题，虽说每天都不停地喝水，但所喝的水自然是没法正常吸收代谢的。

很多慢性病的人血液黏稠，希望通过喝水来稀释血液。其实水喝下去多数时候不可能立即进入血管稀释血液。因为水的代谢还要经过很多的环节。中医认为人体是一个循环的整体，水的代谢要在各个器官组织的协调运动下才能完成，如果说三焦气化、脏腑转输、气血运行任何一方面有问题，水就无法到达血管里以达到稀释血液的目的，反而增加了心肺负担，也增加了脾肾负担，从而可以使很多慢性病了无愈期。

清代名医黄元御说："气不化水，则郁蒸于上而为痰，水不化气，则停积于下而为饮。大凡阳虚土败，金水埋菀，无不有宿痰留饮之疾。盖痰饮伏留，腐败壅阻，碍气血环周之路，格精神交济之关，诸病皆起，变化无恒。"此处是说如果没有阳气，则水液郁积成为痰饮。凡是阳虚脾虚，肺肾不运，无不形成痰饮病。痰饮可堵塞气血运行，影响精神活动，各种疾病均可出现，并且变化无穷。显然水的郁积可以导致百病。

中医理论认为，体内水液积聚凝练后能形成痰浊，痰浊再进一步的积聚浓缩，就可成为痰核，比如瘰疬、瘿瘤等病；或与瘀血互结形成各种结节、肿块等。它们最初是良性的，时间一长，再遇到不良刺激，就可能转为恶性，但都是从水液积聚这一步开始的。原本是无害的水，因为身体的脏腑功能失调及代谢障碍等综合因素，最后能生成各种有形物质来。临床中，一些囊肿病人因不当饮水导致疗效降低，而当改变了不当饮水习惯后，疗效会明显提升。

痰饮、痰浊，是中医学的特有概念，都是由水液代谢障碍而引起的病理产物，分有形和无形两类。有形的是指视之可见、触之可及或听之有声的，其黏稠的叫痰，较为清稀的叫饮。无形的痰饮可引起很多症状，如头晕目眩、恶心呕吐、气短胸闷、心悸或癫狂、昏迷等，但却看不到实质的痰和饮，而按照治疗痰饮的方法去治疗，则会有很好的疗效。现代医学研究也发现，痰浊和身体免疫、高血压、高血脂、冠心病、癌症、哮喘以及精神病等许多疾病都有关系。

看来，喝水并不是一个简单的问题。喝多少，与每个人的身体条件、脏腑功能密切相关。因此，还是要具体情况具体分析。比如运动员、体力劳动者，身体消耗较大，代谢又很旺盛，口渴，需要喝水，这也非常自然，不需要加以限制，总之离不了那句话——道法自然。

晨起喝水阳气不升

每天早晨太阳从东方升起，人体的阳气也开始升起，我们要协助阳气生发，但"晨起喝一杯水"对有些人反而会阻碍阳气升起。

晨起喝水对身体强壮的人妨碍不大，对有的人就会引起体质下降，甚至疾病产生。尤其那些体弱多病的人、经络堵塞的人、阳气少的人。很多人是强迫或者被家人强迫着"晨起一杯水"，有的甚至二杯、三杯。为什么说被强迫，因为他们并不想这样，也就是并不渴，并不想喝水。水是阴性的，对于阳气的生发没有任何帮助，反而会造成阻碍。那些原本水湿运化障碍的人，就会进一步加重身体的损伤，水湿积聚更加没有机会得到改善，使身体衰损老化得更快。

很多人说，我不知道自己阳气弱不弱。我们可以通过观察面色来判断，是光润明快还是涩滞暗淡。如果是前者，那就表明体内阳气充足。如果是后者，那就代表身体里阳气较少，阴气偏多，这样的人起床后应该鼓励阳气生发，不适宜饮水，使阳气生发受阻。

我的患者中因早晨喝水引起的问题可不少，尤其是女性朋友。常有患者头晕比较明显，有的面部浮肿、晦浊，有一种没洗干净的感觉，一看就知道是水湿造成的问题。问起来多是早晨饮水的人。特别脾胃有问题的人，面部很容易有痕迹，因为阳明胃经分布在面部。这些人对水湿的代谢不健全，尤其是早晨，阳气不足，喝进的水根本运化不起来，造成水湿弥漫，上蒙清窍，而出现头晕。

曾有一位 40 岁左右的女性患者，眼皮沉重，抬不起来，已经持续两年左右，西医检查为眼睑下垂，怀疑是重症肌无力。经询问，近几年，她每天早晨都要喝较多凉白开，致使这两年眼皮越来越沉，到处治疗效果不好。分析起来因早晨喝了较多凉开水，体内阳气无法生发起来；再加上脾胃原本不壮，脾阳又受到伤害，眼睑属脾，故出现了眼睑下垂。分析了这些情况，我让她停掉了早晨这杯水，再加上中药调理，很快得到了恢复，气色明显改善，眼睑不再下垂，身体也轻松舒服不少。

还有几位患者，就更糊涂了，早晨喝水喝得直恶心，还要坚持，明摆着是脾胃受到了伤害，还不觉醒；也有的天天腹胀、胸闷气短、食欲不振、头昏眼花、懒动倦怠，各种表现五花八门，经我建议，改掉了这种错误饮水习惯，都重新恢复了精气神，焕发了朝气。

有些人觉得晨起喝一杯蜂蜜水很好，因为能润肠排毒，不喝甚至无法排便。蜂蜜在中医学里为滋阴润燥，它有润肺的功能。冬天气候干燥，喝点蜂蜜水当然有好处，但天天喝也没必要，排便是我们人类天生的能力，还是要靠自身阳气运行推动，如果说必须靠喝蜂蜜水才能排便，等于自己放弃了排便的能力。

一位五十多岁的患者，患有高血压两年余，伴有高血糖、高血脂等，服用西药治疗。经朋友介绍来诊，一个半月后，他高兴地告诉我，按照我的嘱托，在服用中药的同时，改掉了早晨喝水的习惯，平时也不多喝，他的高血压明显好转，睡眠转好，精神体力均很好。这样的患者经常碰到，有些便秘、腰腿痛、皮疹、过敏性疾患等，经改变了饮水的习惯后，很多人找回了健康。

多喝水必伤肾

很多人都觉得"水是生命之源"，多喝水对我们的身体有"好处"。

中医理论认为，"肾主水"，也就是肾对水液的代谢起着极为重要的作用。《景岳全书》说："盖水为至阴，故其本在肾。"《黄帝内经·素问·水热穴论》："肾者，胃之关也，关闭不利，故聚水而从其类也。"肾就像是胃的关卡、门户，如果不畅利，水液就会积聚成病。水饮入于胃，由脾转输，由肺肃降，下归于肾，靠肾的气化作用，管理着水液的存留、分布、排泄。即然肾对水的代谢起重要作用，又有脾和肺共同调节着水液的代谢，人体的脏器系统对我们的身体，早已形成了最完善的自主功能。身体缺不缺水，自然会告诉我们，如果并不缺水，还要强与之水，那不就是一种伤害吗？

孔子说"过犹不及"。古人推崇"中庸之道"，即不偏不倚，恰到好处的处世态度，并将其应用到生活之中，且受益良多。如果反其道而行之，则毫无益处，甚至会走向反面。由此看来，喝水同样是不可过多。

还有朋友觉得，小便黄，应该是上火了，应该要多喝水。实际上，正常尿液应该是淡黄色的，如果尿液没有颜色，像清水一样，证明肾脏、脾脏和其他一些脏腑，功能受限了。小便清亮，排便时间又长的状况，在中医里叫做"小便清长"，这种人体质虚寒，就是典型的肾阳虚，这样的人，还会出现水肿，水肿常出现在面部，也可以出现在下肢，还可以出现在全身各处。正如中医所讲"肾虚则水无所主而妄行"。

很多人觉得，睡前应该喝杯水，虽然造成夜尿增多，但只要排尿不就排毒了吗？其实正常人一天24小时的排尿次数应该是3～6次，夜间睡眠时的排尿次数为0～1次。凡超过的都属肾虚。太阳下山后人体阳气闭藏，人喝下去的水没有阳气进行运化，入于肾脏，晚间又是肾气当令，且肾为水脏，如果晚间大量饮水会使肾在晚上不能休息，会让夜间排尿次数增多，也给肾脏加重负担，而致损伤。中医门诊中，对于夜尿多的人，大多都按肾虚治疗。

肾脏也是一个排毒器官。我们喝下去的水，部分被吸收利用，剩下部分浊水，也就是含有代谢废物的水，会经过膀胱气化再排出体外，这当中有些多余的盐分和微量元素等一起排出，所以小便会有一些气味。如果小便气味太重，说明身体里的毒素太多了；如果没有太多气味，说明身体内的毒素较少；如果小便一直无色无气味，就应该注意自己的肾脏功能了。

清代名医黄元御说："人之衰也，湿气渐长而燥气渐消，乃其病也，湿盛者不止十九，燥盛者未能十一。阴易盛而阳易衰，阳盛则壮，阴盛则病，埋固然也。"此处谈到水湿过多是人衰老的重要原因。衰老与否由肾所主，而水湿损伤阳气，肾是元阴元阳的大本营。人湿气盛者十中占九，燥气盛者十中不及一。即阴易盛，阳易衰，故患病者就多了。

2. 每天必饮七杯水？

饿了就吃，渴了才喝，这是我们健康人的正常本能，但有种说法叫"每天必饮七杯水"，不光如此，还规定了从早到晚的具体喝水时间。我们真的需要每天必饮七杯水吗？

喝水多少因人而异

我遇到很多每天都喝七八杯水的患者，有两百斤（1斤 = 0.5公斤）需要减肥的壮汉，还有七八十斤的老年妇女。我每次都要纠正他们的习惯，告诉他们喝水没有定量，要因人而异。

西方人主张喝七杯水，是估算人平均一天所消耗的水量来定的。也就是"量出为入"。但是这种计算很难准确。它忽略了我们每天的饮食中所含有的大量的水分，比如粥、汤、水果及蔬菜都含有大量水分。人是能动的、自然的、最精密完整的灵体。如果不考虑这些，只是从一个机械的、死板的角度来把人的需求数据化，岂不是低估了大自然所创造的人类了么？

可以想一想，两百斤的壮汉喝七八杯水还可以，瘦小的老太太也喝七八杯水，她的脾胃会有多难受？中医认为"女子五七阳明脉衰"，意思是女人到了35岁后脾胃功能就会下降，七八十岁的老太太脾胃能力已经很差，吃的食物都要比年轻时少很多，如果喝的水和年轻人一样多，能受得了吗？

一个坐办公室的上班族，工作时间往往不怎么动弹，汗也不怎么出，喝下去的水大都直接去了肾脏，也就是增加了排尿量。如果不顾自身需求情况一味大量频繁喝水，反而还会增加肾脏负担，引起脾胃不适，所以喝水也要"量力而行"。

很多人相信每天七杯水能有效排毒，因为喝完水就不断上厕所，就一味大量地喝水，其实这是给自己的肾脏增加了负担，无形中造成了肾虚。大家可以观察一下身边喝水太多的人，几年下来，他们往往老得比较快，因为脾肾的功能由于饮水过多都受伤了。喝水太多使心肺负担加重，脾肾负担加重，所有脏器的负担都加重，能不老得快吗？

门诊常碰到患者，说喝水后，水在胃里"咣当咣当"响，上也上不去，下也下不来。有的人出现早晨眼睛肿，下午晚上腿肿；还有的人出现尿频症状，一上午可以排四五次，有的年纪轻轻夜尿多次，这些人"喝七八杯水"，会伤脾、伤肾、伤心肺；也会影响到三焦气化，以及伤害气血；尤其水肿的人很难运化水，有的患者一伸舌头水就往下滴，有的人舌头上全是受牙齿挤压产生的齿痕，有的人舌头特别胖大导致说话不利索，实际上这都是舌头处于一个水肿状态；有的人舌苔厚腻或者呈水滑样。可见这些人水湿之邪有多么严重，还喝大量的水，只会进一步加重对各个脏器的伤害。

清代名医黄元御说："水谷入胃，消于脾阳。水之消化，较难于谷。缘脾土磨化，全赖于火，火为土母，火旺土燥，力能克水，脾阳蒸动，水谷精华，化为雾气，游溢而上，归于肺家，肺金清肃，雾气降洒，化而为水，如釜水沸腾，气蒸为雾也。……脾胃寒郁，但能消谷，不能消水，水不化气上腾，爰与谷滓并入二肠，而为泄利。"这段话的意思是，水和粮食到了胃里，靠脾胃阳气来消化。水的消化，较粮食为难。因为消化要靠阳气，阳气是火，脾胃是土，火能生土，火旺了才能治理水，也就是在脾阳的熏蒸作用下，水谷精微像雾气一样上升，又在肺的作用下，降洒滋润全身，就像在锅底有火，锅里的水就会蒸汽沸腾。但若脾胃有寒，只可消化部分粮食，但不能消化水，此时的水不能进入正常途径代谢，只能是进入大肠和粪一起排出，而出现泄利。可见，阳气对水的代谢至关重要；阳气不足的人，尤其脾阳不足的人，多饮水的后果可想而知。

我们不需要水的时候，应该把身体维持在一个气血平和的状态，不要轻易地打扰它。如果你一杯一杯的往肚子里灌水，是在人为的干扰自己的气血平和。

上班族和运动员，年轻人和老人，健康人和病人，喝水的分量都不一样，我们喝水要讲因人而异，每个人要根据自己的活动量、排泄能力、对水的需求量、年龄、体重、工作状态、饮食状况和生活环境而定，并不是每个人都要遵循同一个死板的饮水量。

有的还认为喝水应该按时按点，从早晨六点半到晚上十点，不同时间段喝的水有不同效果。在中医看来，这个观点是错误的，因为它没有考虑到人的自然属性、自我本能系统的需求，以及因人、因地、因时制宜的问题，是一个僵化、机械的理论。

哪种水最健康

如今，纯净水、矿泉水、蒸馏水在超市里很常见，老百姓也想知道喝哪种水最健康。

曾有这样的患者来找我就诊，他们去长寿之乡巴马村，听说当地的矿泉水与众不同，喝了能延年益寿，慕名而去，结果有胃病的犯胃病，没胃病的胃也不舒服。他们找我诊治时说起这件事，我告诉他们，那些脾胃不适的症状很多都是由于直接饮用了很凉的山泉水造成的。后来有研究证明，巴马乡的水并没有太多特殊成分，也就是说，它并非是决定长寿健康的重要因素。

我们喝水其实只要掌握一个原则就好，那就是温度适宜，不要太烫也不要太凉，最好和体温差不多，这样的水最健康，也最养生。

3. 大口喝水能解渴?

口渴时"咕噜咕噜"大口畅饮，看似是一件很痛快的事情，但很多疾病都会因此引起。我们喝水也应该和吃饭一样，遵循"道法自然"的养生准则。

越渴越要慢饮水

有一个古代故事，说的是一个男人赶路疲惫不堪，口渴难耐。好容易到达客栈后，他要女店主马上来一碗水。女店主看了看他大汗淋漓的样子，一言不发的送来了水，并顺手从旁边的马槽处抓了一些草撒在水碗里。男人看了很不高兴，但因为太渴了，也没要女店主换水，一面吹着草叶一面把水喝完了。这时候，女店主才告诉他在水上撒草叶的原因，因为男人一路风尘仆仆，满脸通红，如果大口喝水的话会让心肺和脾胃受伤，于是她用撒草叶的办法，让对方放慢了喝水的速度。

养马的人也知道这个道理，千万不能让跑得浑身大汗的马大口喝水，只能一点点往下咽，这样凉凉的水才不会刺激脾胃，身体也有个缓冲过程，水也能被更合理地消化吸收。

很多人做运动时累了、渴了，会拿起水瓶咕噜咕噜喝水。这样做，在炎热的夏天对身体刺激还没这么大，可在寒冷的季节，冰冷的水一定会让身体受伤，会刺激血管、心肺和脾胃，天长日久会产生各种疾病。哪怕再渴，喝水时也要一口一口慢慢喝，才能准确知道什么时候肚子满了，可以提前停止喝水。

有的人如果不大口喝水就不解渴，这类人大都身体强壮，身体的调节能力、自我适应能力、抗击打能力都很强，所以偶尔为之不会对身体造成伤害。但也不能总是这样随心所欲，因为过了身体的顶峰期，各方面机能都在走下坡路，年轻时任性的后果就会慢慢反映出来，到时候可能后悔莫及。

很多女性对水的代谢能力非常差，年纪轻轻就起夜，这些人更不应该大口喝水求解渴。我年轻时也因肾虚体虚起夜，后来不断完善自己的健康状况，身体越来越好，很多病也痊愈了。身体健康和饮食饮水习惯不无关系，要时刻遵循"道法自然"原则，渴了才喝水，而且是一口一口地喝，不是猛灌进去。

大家要时刻记住，饿了才吃，渴了才喝，而且不能暴饮不能暴食。我们本来就对饥渴有耐受力，这是人类千百年的本能，在饥渴状况下吃饭喝水最香最甜，也最能获得它的大营养。

消渴病和糖尿病

中医书上讲到一种病症，叫消渴。是指以口渴多饮、多食消瘦、小便量多而甜为主要特征的一种疾病。它和现在的糖尿病很相似，但也有不同：消渴病一定会表现出消瘦、口渴、乏力、尿频、尿甜；很多糖尿病患者没有口渴、爱喝水、爱排尿的症状，有的不会消瘦，反而会很胖，还有的什么症状都没有，只是化验指标不正常。由于两者有很多相似性，所以也常常一起来讨论。

消渴病是三焦代谢障碍疾病，分肺消期（上消）、胃消期（中消）、肾消期（下消）三期：

"肺消期（上消）"的早期症状是口渴多饮，并有口干舌燥，小便量多。因为病人有肺热导致的虚火，病情轻的话可以用清肺热的白虎汤治疗。

进入"胃消期（中消）"病情就进一步发展了。中医一般认为病症在身体的靠上部位较浅，靠下部位较深。脾胃属于中焦，居内脏的中心部位。这时期的病人以胃热为主，表现为多食善饥，并尿量多，大便硬。有的可应用调胃承气汤加减治疗。因为脾胃主四肢，所以有的糖尿病人会发生肢端溃烂导致截肢。

到了"肾消期（下消）"后治疗就不太容易了。因肾为水火之脏，此时病人寒热症状均可见，但实际上已经是肾阳虚衰，既不能蒸腾津液以上润，又不能化气以摄水，故消渴症状更重，饮水排尿均很多。《金匮要略》上记载："男子消渴，小便反多，以饮一斗，小便一斗，肾气丸主之。"这里讲的是男子，实际女子亦有。应用肾气丸是温肾阳的治法。此时，患者可出现各种症状，头晕乏力、腰膝酸软、烦躁失眠等。还会产生其他并发症，比如神经系统病变、心血管病变、肾脏病变、皮肤的溃烂等都是糖尿病的伴发病症。

中医治疗糖尿病，调理脾胃功能是重要一环。调节饮食、把握进食时间，合理安排锻炼都对糖尿病有帮助。西医从血糖着手治疗糖尿病，而血糖高恰恰是脾胃运化功能下降造成的。中医用整体眼光看待糖尿病，用扶阳的方法可促进脾胃功能恢复。另外，中医讲的脾跟西医讲的脾不是一个概念，它本不是一个单纯的器官，而是一个为全身各器官提供能量的系统。

我治过一个垂危的糖尿病人，他因多年糖尿病导致了脑出血，出现意识丧失，周身瘫痪，并伴有肺部感染、肾功能损伤等并发症，医院已经无能为力，让接回家等待料理后事。我去看时，患者吸着氧气，还插着鼻饲管和导尿管，病情垂危，身上散发着一股臭味，每天要进行口腔清理、皮肤护理、吸痰、鼻饲营养，注射胰岛素等治疗。这个病人的脾胃功能已经衰竭，喂进去的东西都沤在体内，故形成难闻的气味，并生成很多痰液，需要不断地吸痰。我首先给他调理脾胃，几副药下去臭味儿没了，气管里的痰也少了，同时叮嘱家属千万不要喂蛋奶类食物，因为病人消化不了，只能喂点米汤面糊。逐渐患者意识恢复，自己能够进食、排便，导尿管和鼻饲管都拔掉了，身体状态越来越好。这样一位十几年的糖尿病、合并脑中风的垂危患者就这样恢复了。他能够自己吃饭，神智也比较清楚了，也可以和家人交流了。

可见糖尿病并非是不可缓解的疾病，每个中医都有自己的治疗经验思路，我的经验就是运用张仲景《伤寒论》的经方思路，用六经辨证的方法，采取扶阳从脾胃入手，大部分糖尿病人都能够获得较好效果。

糖尿病主要显示中焦脾胃功能障碍，核心问题就是使脾胃的运化能力恢复正常，同时需要病人注意饮食来配合。有的广告宣称吃一种药就可以治愈糖尿病，这实际不符合中医辨证施治的原理。中医治病会通过药物，让脉症得到重新调整逐步改善，然后再根据改善后的脉症再进一步辨证施治；使患者身体再次出现改变提升；则又在此基础上再次以新的辨证思路治疗……一步一步向前推进，直到彻底治愈。比如症候群在中焦，经过治疗后，症候群会发生改变。有的病人会出现排病反应，因为阳气足了，就有能力排邪，邪气要出去了，原来很少感冒的患者会出现感冒症状，这其实是在排邪气。身体的毒素通过感冒向外排出，是真正走向康复的表现，中医把这种现象叫做由深到浅，由里出表。

消渴症和糖尿病都有口渴的反应，其实病人口渴并非真正的缺水。我看过一个糖尿病人，他一直说渴得嗓子冒烟，但他是典型的水肿体质，脸发虚胖胖的，舌头肿得很厉害，身上也胀，脉象上也显示他湿气很重，体内的水太多。体内水多的人为什么会口渴呢？因为水瘀积在体内后堆积生热，让人心烦口渴；同时使气机阻滞，阳气不畅通，不能蒸化水液和敷布全身，津液不得上承于口，而出现口渴；并且越喝水越难受，越喝越渴。就像水堆在地面上，不被蒸化，越积越多；当阳光一照，积水散去，水汽蒸发，空气即刻得到滋润。因此，易口渴的人，经用扶阳的方法调理后，都很快得到改善；伴随着口渴改善的同时，皮肤面色都得到滋润，身体也变得轻松舒畅。

4. 喝凉水可降火气？

有的人觉得自己火气大，吃了火锅或辛辣食品一定要喝很多凉水，认为这才降火气。其实火气是个表象，方方面面的原因都会引起火气大。有时候，喝凉水非但降不了火气，反而会让火气越来越大。

喝凉水降火气如火上浇油

产生火气有多种情况，多数可以表现为一个"堵"字。有的人饮食不予节制，吃太多刺激性食物和高蛋白食物，堵塞了脾胃和肠道，造成食火；有的人工作劳累、用脑过度，气血凝聚于脑，导致了气血流通不畅的瘀堵，瘀积生火；有的人情绪不佳、脾气暴躁，造成肝气郁结、形成肝火；有的人心事重重，失眠多梦，也易形成心火。身体也好，心情也好，如果被堵住了，不去疏通而喝凉水或冰镇饮料，诸堵塞如何疏通？诸火气如何散掉？所谓降火，如不去其源头，恐使其后劲更足了！"温则通，寒则凝"。凉水喝下去会让体内的火气凝滞，身体更不疏通了，不光不能降火还会火上浇油。

如若吃东西太多导致上火，我们要让堵塞的食物消导出去才能降火；用脑过度，气血凝结而上火，用运动锻炼的方法，使气血流通起来，火自然就消了；着急生气、情绪郁积导致的火，我们要学会疏导情绪，让心平气和才可以去火；夜里没睡好觉，气血就处在紊乱状态，我们要靠放松心情来使气血达到平衡，火气才可以消除。

实际上，现在很多上火的原因真正在于"寒"，《黄帝内经·素问·水热穴论》说："夫寒盛则生热也。"陈修园讲痨证时说："痨字从火，未有痨证而不发热者。"此虚痨病，虚火甚多，实则为虚为寒。常常是上热下寒，也就是下面寒气越多，上面越容易出现虚火。这种情况下，用喝凉水等法降火，就是火上浇油，导致身体更糟糕。

《本草新编》云："夫人生于火，不闻生于寒也。以泻火为生，必变生为死矣。从来脾胃喜温，而不喜寒。"人是靠阳气维持生命的，不能靠寒凉；如果用寒凉泻火的方法维持生命，则生命就会消亡。一直以来，脾胃都是喜欢温暖的，而不喜欢寒凉。

北京人在夏天很喜欢喝冰镇酸梅汤，酸梅汤是能降火气，但喝太多也不好。中医认为"辛甘无降，酸咸无升"。太多酸梅汤会让身体气机沉降，喝得越多会越没劲儿，五脏六腑经络气血的升降开合都实现不了，甚至会觉得浑身酸软。

我们的肺是水之上源，也是不耐寒热的娇脏。中医认为"形寒饮冷伤肺"，喝凉水降火气首先是伤肺的，等于从上游把水流通的道路堵住了。打个比方吧，提着水壶必须打开壶盖才能倒水，但现在壶盖打不开了，水不能倒出来，此火便无处可去。身体的能力被堵塞了，五脏六腑很虚弱，其火气是一种虚火，实际上身体处在寒凝状态，靠喝凉水怎能降下虚火呢？另外，喝下凉水也容易让寒气入肾，肾是先天之本，寒气会让肾的功能发挥受限。要知道所有的火都是元气变的，有多少虚火就耗掉了多少元气，如果没能力将虚火返还成元气，就应该找有经验的中医把虚火撤下去，从而使元气变得更充足，这种治法叫"引火归元"。

我一直强调，吃什么喝什么都要因人而异，喝凉水降火也是同样道理，有的人身体强壮，五脏六腑的运化能力和自我调理能力都比较强，喝些凉水降火也未尝不可。但一个身体虚弱的人，喝凉水降火就如火上浇油，应该先去调理身体，让阴阳协调，气血平和才是正道。

感冒喝水要适量

不少人感冒了会多喝水，认为喝水可以发汗排毒，这个观点也只说对了一半。

感冒喝水利尿可以排毒，但仅依靠这种办法可治不了感冒。我向大家介绍一个非常简单的方法，那就是熬姜葱水喝。

有一位朋友感冒高烧39℃，打电话向我求助，我得知他是受凉引起并浑身发冷后，就让他熬姜葱水喝，如果不喜欢这种味道可以放点儿红糖。姜葱水或姜糖水要喝多少呢？喝到汗出透就行，一口一口喝，不要一口气灌下去。什么叫汗出透了？就是从头到脚都有汗，汗出不透高烧不容易退，汗出透才能把寒气散出去，但绝不是大汗，感觉周身潮湿了就行。那位朋友上午打电话咨询，下午喝了姜葱水就睡，第二天便精神很好地去上班了。

喝葱姜水是不伤元气的治感冒办法。姜葱可以散寒，并不伤正气，红糖有营养调和血脉作用，合起来用能把身体里的寒邪祛除，同时还可使正气恢复。这个法子，比起灌一肚子热水要好得多，因为热水去的寒邪很有限。体内的寒邪从肌肤毛孔进来，从原路发汗出去是最好的治疗方式，而喝水有利尿作用，散寒不足，太过还会增加脾肾负担。如果为治感冒不断喝水，有些脾胃弱的人并不适合，不光加重脾胃负担，而且发完汗后容易浑身没劲儿，可能好几天都无法正常工作。脾胃很差的人，感冒后喝了太多水还会呕吐。

当然，喝水治感冒也要因人而异。如果身体一直很健康，受寒又不太严重，喝点热水也能起到排邪的作用，使感冒得到恢复。

5. 茶适合所有人？

中国有着悠久的茶文化，朋友相聚在一起时都爱喝杯茶，茶可以静心，让氛围更融洽雅静。茶是好东西，但也并非所有人都适合喝茶。

茶虽好喝也不要盲目饮

茶的种类很多，常见的有绿茶、花茶、红茶、白茶、乌龙茶、普洱茶等。我国南方很多地区都产茶，当地人祖祖辈辈都喝茶，他们从茶上吸收的营养和对茶的偏爱和依赖，比我们不产茶地区的人要多得多。有些没有喝茶习惯的北方人为了追求健康去喝茶，喝了还挺难受，其实没必要强求，因为一方水土养一方人，再说也并非所有人都适合喝茶。

有的人喝了绿茶就拉肚子，其实是因为脾胃虚寒。绿茶本来就是寒性，它进了身体后不被接受，马上被当作毒素排出去，所以会腹泻。我们健康人在夏天可以喝绿茶清热利尿，到了冬天，体质弱的人、气血薄的人、脾胃虚的人、水肿体质的人和老年人不应该喝绿茶，因为绿茶的寒性会对身体造成影响。《本草纲目》记载：茶叶"苦、甘，微寒……久食，令人瘦，去人脂，使人不睡""茶苦而寒，阴中之阴，沉也，降也，最能降火……若少壮胃健之人，心、肺、脾、胃之火多盛，故与茶相宜。温饮则火借寒气而下降，热饮则茶借火气而升散。又兼解酒食之毒，使人神思闿爽，不昏不睡，此茶之功也。若虚寒及血弱之人，饮之既久，则脾胃恶寒，元气暗损，土不制水，精血潜虚；成痰饮，成痞胀，成痿痹，成黄瘦，成呕逆……种种内伤，此茶之害也。"

看来，好喝的茶叶，也要斟酌来饮，瘦人要少饮，睡眠差的人要少饮。茶叶苦寒降火，年轻体壮者，脏腑功能旺盛多火，很适宜饮茶。温饮能够降火，热饮能够发散。又可以化解酒食毒素，使人神清气爽，不会困倦，这是茶的功劳。如若体质虚寒或气血薄弱者，经常饮茶，会脾胃受寒，元气逐渐被消耗，脾虚不运化湿浊，身体精血渐亏；可以出现痰饮，腹胀，肢体痿软屈伸不利，面黄肌瘦，易呕吐等，对身体很多损伤，这是茶的害处。因此，饮茶也要分清体质壮弱，体质不壮者可以喝红茶、黑茶这些发酵的暖性茶；体质更差者，以不饮为好。

有的人喝了花茶后，容易面部发痒或上火起疹。现在花茶种类很多，有茉莉花茶、玫瑰花茶、牡丹花茶、菊花茶等。各种花有各种不同的功效，总体上花类多具有发散性质，会让有的人虚火往外发。偶尔喝喝无妨，对于气血薄弱的人，如果天天喝，就等于天天在发散，使得气血会越来越薄弱。

怀孕的女性要保胎，保胎需要身体的五脏六腑共同完成，而茶是利尿的，它有往下行的趋势，所以不适合孕妇饮用。小孩更不适合喝茶，因为茶具苦降之性，对生长发育中的孩子会造成反面影响；再加上小孩的脾胃弱，喝茶也对脾胃造成影响。

身体情况不同决定了喝茶方式不同

不同的茶有不同功效，绿茶护肝明目，红茶暖胃，普洱消脂减肥，但如果我们本身没有这些需求，如果还去大量饮用，有的恐怕会对身体不利。

《本草纲目》中说：茶叶"饮之宜热，冷则聚痰……大渴及酒后饮茶，水入肾经，令人腰、脚、膀胱冷痛，兼患水肿、挛痹诸疾。大抵饮茶宜热宜少，不饮尤佳，空腹最忌之。"古人认为如果喝冷茶，会使湿浊凝聚成痰；大渴及酒后饮茶容易伤肾，使人腰腿及小腹冷痛，并患水肿、肢体疼挛疼痛等病。因此，饮茶宜热宜少，尤其空腹最忌喝茶。因此，不是什么样的体质都适合喝茶。体质壮、偏肥胖、易上火的人宜喝茶；体质瘦小、气血薄弱的人则要少喝。饥饿时不宜喝茶，生病期间也不宜喝茶，服中药也不能用茶水。隔夜茶不宜喝。

浓茶伤身，喝太多浓茶会引起骨质疏松。很多人相信浓茶解酒，因为解酒需要多排尿，却不知多饮浓茶会对身体有伤害。要解酒的话，不如喝点清茶，吃点清爽的水果，也可以让人多排尿。但并非所有人都不能喝浓茶。我有一个朋友因体内油脂过多长了满脸疱，我建议他喝普洱刮油。他喝了浓浓的普洱后，脸上的疱痊愈了。浓茶虽会引起骨质疏松，但这位朋友很年轻，又天天泡健身房，所以浓茶不会对他造成太多不良影响。

《本草纲目》记载："除烦去腻，世故不可无茶，然暗中损人不少。空心饮茶入盐，直入肾经，且冷脾胃，乃引贼入室也。唯饮食后浓茶漱口，既去烦腻，而脾胃不知，且苦能坚齿消蠹，深得饮茶之妙……时珍早年气盛，每饮新茗必至数碗，轻汗发而肌骨清，颇觉痛快。中年胃气稍损，饮之即觉为害，不痞闷呕恶，即腹冷洞泄。故备述诸说，以警同好焉。"这段话的大意是：饮茶可让人除心烦去油腻，然而却不知茶也会暗中使人受伤。空腹饮茶有加盐者尤其伤肾，且使脾胃受寒，宛如引贼入室。唯有餐后以浓茶漱口，既去油腻，又不惹脾胃，并且茶可以坚固牙齿，消除蠹虫，为饮茶之妙处。李时珍自己年轻时饮茶较多，也很惬意；中年以后，胃气减弱，饮茶则受其害，或为胸闷呕吐，或为腹冷泄泻。故写于此为警示大家。

曾经有人提出疑问，古人那么爱喝茶，也没见谁喝出病来的，为什么我们现代人不能随便喝茶呢？答案很简单，因为我们的身体素质、生存方式、生活环境都不一样。古人没有汽车、地铁，大多数人出门都靠步行，每天都在运动，吃的食品也很绿色环保；现代人出门就是交通工具，进办公室后就坐一天不动弹，加上空调暖气让室内保持恒温，又吃很多生冷食物，脾胃比古人差多了，阳气也没有古人足。所以古人喝什么茶都对身体影响不大，因为他们的身体底子好，能够消化代谢。

也就是说，我们喝什么茶，怎么喝，都要根据身体的需要和实际状况而定。

第三章　运动误区

辨证看待运动

有位朋友，喜欢在公园里用力拍手来锻炼身体，拍了两年手后心悸气短越来越明显，就来找我看心脏病。我告诉她，手心有劳宫穴、是心包经的大穴，您天天过度刺激这个穴位，就有可能导致心脏不适，或犯心脏病。这个案例告诉我们，不管是什么运动，都应该辨证看待，人的不同、方法的不同，都有可能让运动变成一件坏事。

有一句话叫"生命在于运动"，这句话也不见得全对。生命也在于静息，因为运动和静息都是相辅相成的，有生发也有收敛。

1. 夜练要比晨练好？

夜晚的公园里，我们可以看到很多人在跑步、打篮球、打羽毛球。爱运动是件好事，但晚上跑步真的比晨跑好吗？

115

中医信奉"天人合一"的原理，太阳下山后，人体开始入静，它需要一个气血平和的安静状态，才能引导我们逐渐走向睡眠阶段。在晚上锻炼，会重新调动气血，让它变成一个比较剧烈的状态，时间长了会引起气血紊乱。

从某种意义上，白昼黑夜也和四季相互对应，四季养生的准则是"春生夏长，秋收冬藏"，那么夜晚就是另一种形式的冬藏，藏的是肾脏。

晚上进行锻炼，第一就伤肾。为何伤肾？这里不得不谈谈中医的五行学说了。在五行学说里，按照"取类比象"的方法，可以得知：天"黑"以后属"水"，自然界与之相应的是"藏"，是"寒"；人体与之相应的是"肾"与"膀胱"，是"骨"；行为与之相应的是"静"。毫无疑问，天黑以后，肾就进入了黑夜的藏养状态，此时我们全身的气血系统都进入了由阳入阴、由动到静的状态，这就是身体正常的气血开合，也是人与自然界相应的实证。人如果违反了这个规律，就会阳气少，"寒"气多，如果有火，必定是虚火；还会容易得"肾""膀胱"和"骨"的疾患。

如果我们晚上没有藏养，那早上的精神会受到影响。也许一两天没事儿，但天长日久，就会发现人体的衰老。因为肾主生殖、发育、生长、衰老，如果不注意养肾，自然衰老得快。

这样的例子，我在临床上遇到很多。有些爱夜晚锻炼的人脸色很差、肾脉不行、有虚火；很多人还腰酸腿疼、下肢沉重、骨质疏松、夜尿多、身体浮肿、容易头晕气短等。种种症状都和肾脏受伤有关。我们应遵循"因天之序"，白天锻炼，晚上休息；如果反而行之，不是会让气血循环全乱了套吗？

古代没有电灯，老百姓天黑就准备睡觉，现代社会有了电灯，加上夜生活丰富，很多人睡眠时间推迟。从养生角度说，最晚的睡眠时间不能超过晚上十点半，因为 11 点到凌晨 1 点是三更天，是应该让身体进入深睡眠的时间。

有的人习惯晚睡晚起，觉得睡的时间已足够，却不知在不正常的时间睡觉，非但起不到养生作用，还伤害了人体的阳气。很多人白天睡很长时间依旧困倦，因为白天阳气当令，气血无法好好入眠。晚上锻炼也是一个道理，在这个时间锻炼不光是无效的，而且是伤害性的锻炼。

有的人晚饭吃得多，就散步消食，觉得自己很会保养。这也从根子上就错了，因为晚饭本来就应该少吃或不饿不吃，如吃得饱饱的，然后依靠散步来消化食物，其实给自己增加了一道不必要的程序，白白花费了宝贵的气血。说到这里，有人会问，如果一不留神，晚上吃多了怎么办？也有办法，可以吃点助消化药，让肚子里的食物迅速消化掉，就能睡好觉了，比如吃点酵母片、乳酶生，或中药保和丸、大山楂丸等。

2. 游泳是最好的运动？

现在游泳运动发展迅猛，大人、小孩、老人，甚至婴儿都游泳，游泳被很多人认为是一项最好的运动，但它也并非适合所有人。在一知半解的情况下游泳，身体受损的例子也非常之多。

有的游泳池水较凉，如果岁数大了点，血管功能又不那么好，除非从小就游泳，否则不能天天去游泳，因为很容易出现血管痉挛。

同样，很多皮肤病患者、颈椎病患者、关节炎患者，如果去游泳也会加重病情，因为水太寒凉了。大部分温水游泳池的温度在28℃左右，换水时水温会更低，其实最适宜的水温应该和人体体温差不多。

冬天很多人会冒着寒凉去冬泳，这不是养生，这几乎是拿生命来赌博。其实游泳就跟我们淋雨的性质差不多，除非是身强力壮的年轻人还可以抵御寒凉，要是体弱多病的老人，或是岁数偏大的人，游完冬泳后很可能寒气入体，导致疾病产生。

当然，也不是所有人都不能游泳，年轻人，从小就开始游泳的，身体强壮的，多年游泳爱好者，到了游泳池里一口气就游上千米，游完就上岸，披好毛巾，再洗个热水澡，穿好衣服，稍事休息调整，也就满足了锻炼的目的。

3. 健身房能带来健康？

去健身房成了当今的流行时尚。健身房有专业的器械和教练，运动得一身大汗后还可以冲个澡再回家，加上大城市空气污染严重，很多人将健身房当成了最佳锻炼地点。但是，很少有人想到，在某些情况下，健身房里锻炼并不理想，反而会越练越不健康。

室外健身胜过室内健身

说到健身，太多人有一个错误理念：认为每天跑多少米，做多少组运动就是健身。这叫完成任务，带着压力锻炼，健身效果自然要大打折扣。

健身房本身是个闭塞的环境，它不像大自然有明亮的阳光和清新的风，在这种环境下还要定时定量完成运动量，会给心理和生理都造成负担。我们健身的目的是希望血脉流通得更好，如果健身过程中心情不愉悦，会让心脏、血管和肌肉都不松弛，会造成瘀血，引发一些疾病。

室外健身比室内健身要好。很多人会担心空气污染让呼吸系统受损，但如果心肺功能健全，自然会有机会把空气中的污浊成分排出去。我们心情愉悦，能得到最好的锻炼效果。可以在比较好的天气出门走一走，感受阳光的温暖，感受空气的清新，这个过程轻松愉快，毫无压力，锻炼自然是事半功倍。

另外，很多人出汗后喜欢马上洗澡或洗个冷水澡，也会对身体造成不小危害。因为每每锻炼后，一身的大汗，正好这里有条件，要么喝一两瓶凉水或饮料，要么去冲冲冷水澡。要知道，锻炼结束后，人体内热量还很大，血液循环还很快，冰冷的刺激也许一时痛快，但会对身体，尤其是血液循环系统造成很大的伤害。因为这样的寒热交替的剧烈刺激，会加重心血管系统的负担，久而久之，动脉硬化会提前发生。喝水应该慢慢饮温水，洗澡应该在汗落下以后，洗温水澡，时间也不宜过长。

曾听患者说到自己有位亲戚，才28岁，某次从跑步机上下来，就再也没起来，人就这样没了；还有一位三十多岁，从健身器械上下来，也很快没有了气息。实在是太大的反差了，刚刚还是生龙活虎，刹那就离开人间。年轻人的早逝，让所有的人都会感到惋惜，更何况还是健身者。

四肢强健不等于身体强健

人们在健身房常做的锻炼是跑步和器械练习，这些锻炼其实要因人而异，每个人身体素质不同，不能别人跑 5 000 米你也跑 5 000 米，他做牵引运动你也做牵引运动，很少人知道如何找到最适合自己的锻炼方式，盲目锻炼会给人造成不小的心肺负担。

去健身房追求减肥、塑形是可行的，但去健身房却未必找得到健康，因为健身房的锻炼方式无法影响到我们的五脏六腑。健身房常常锻炼的是四肢肌肉，可是四肢肌肉强健不等于身体强健。

很多人，尤其是男人去健身房都是想练出强壮的体型。其实太多体型强壮的人，内在并不健康，某些人锻炼出一身肌肉，却也出现不少慢性病。我在网上看到：根据一家保险公司对 6 000 名已故运动员的资料统计，运动员的平均寿命只有 50 岁，其中大多数早亡是运动过量所造成。运动员的平均寿命远比不上普通人群。很多运动员都是因为心脏负荷过重，而早早因心脏病发作而过世。

门诊遇到一位爱健身的患者，就诊时已经年过半百，他年轻时爱练健美，上臂的肌肉疙瘩都练得很硬，给人感觉不是很舒服。他告诉我，这些肌肉疙瘩都是过去锻炼造成的，不锻炼后就出现种种不适症状。我通过中药调理让肌肉疙瘩消除后，他非常高兴，感到浑身舒适。还有一位也是以前爱锻炼，把腹肌练得很紧，后来逐渐变得腹肌僵硬，顶在那里很是难受，经过中药治疗腹肌恢复平软，硬顶的感觉也消失了。他们虽然多年健身，但练的仅仅是肌肉而已，而且，不锻炼后，那些肌肉会变成死肌，堵在那里很难受。我们并不需要过度锻炼肌肉，因为真正有意义的锻炼是五脏六腑的锻炼，我们是靠五脏六腑来生、长、壮、老、已。五脏六腑和与之相关的经络、四肢百骸构成我们的生命，它们才是人体的核心，肌肉不过是人体的外部组织。

古人的锻炼是最科学的，有站桩、马步、太极拳、八段锦、五禽戏等，都首先着重的是五脏六腑的锻炼，并调整全身气息，让从内到外都完成运动，并在天人合一间使人找到最佳状态。

4. 运动可以随性所为？

随时都可以进行的走路跑步，长胖了多动动就能减肥，来月经也照常运动不误，吃饱了肚子照样动？这些运动方式都太任性了，要知道，选择了错误的运动方式或时段，等于伤害了自己的身体。

走路跑步未必都能健身

走路和跑步是随时随地能进行的运动，它简单易行，又几乎不需成本，因此被锻炼者青睐。但很多人走路和跑步后会出现一个症状：腿也沉手也胀，严重的腿也肿手也肿。这是什么原因呢？

首先，这种人大都体虚易水肿，走路和跑步时间长了，易水肿的人越来越肿，肥胖的人越来越胖，湿气重的人越来越重。体虚的人、体内湿浊的人、肾虚的人、阳气不升发的人不适合过多的走路和跑步。如果体内阳气足够，走起来轻轻松松，那这种锻炼会带来不错的效果。

其次，走路和跑步都是以腿部为主的运动，它是下沉的运动，不像伸展扩胸运动属于生发运动，所以它对我们阳气的生发，身体机能的升降开合没有太大作用。

再次，有的人将走路和跑步视为一个任务，每天必须完成多少千米，这不是一个轻松愉快的运动心态，因此很可能会久行伤筋。

另外，有人相信，走路和跑步过程中流汗越多，效果越好。这个观点肯定是错的，因为"大汗伤气"，中医认为"汗为心之液"，大汗后会让人心气受伤。如果是需要减肥，湿气又很重的人，体质较壮，出大汗后会排些湿气；而对于气血薄弱的人应该避免大汗，否则会气血越来越亏损。

我们推荐的运动是要带动全身五脏六腑的，比如太极拳、瑜伽这类能让锻炼者气血平衡，从而达到真正的健康。

减肥不能光靠运动

有的人相信运动强度越大，减肥效果就越好，却很少想到肥胖并非单一因素造成。

我治疗过很多肥胖症患者，总结一下，引起肥胖的原因主要有这几个：熬夜、生气、情绪不佳、压力大，吃生冷食物、运动少。当然与肉蛋奶吃得过多也有关，这是大家都知道的。我记得有位本来减肥很有成效的患者，一次生了大气，忽然又胖回去了一些。后来随着减肥患者的增多，我就注意到了确实情绪对肥胖的影响很大。

为什么说吃生冷的凉食会导致肥胖，原因很简单，"寒则凝，温则通"。凉让脂肪没有代谢的条件，它就不会很好的代谢；有了温度后，多余的脂肪才能够进行很好的代谢，被排除。就像下水道里，被很多油腻浊物堵塞住了，用热水一浇，就容易疏通了。有俗话说："喝口凉水都长肉。"确实是这样。很多肥胖症患者不吃肉类，只吃水果，却依旧胆固醇、血压高，还患有脂肪肝，那是因为代谢出了问题。

熬夜会造成生物钟的紊乱，也就是气血阴阳的紊乱，所以特别容易造成肥胖。因为这种紊乱会造成各种机能的滞后状态，也容易造成脂肪堆积。

生气和情绪压力会引起气滞血瘀，当然对机体的各种代谢都会造成影响，脂肪的代谢也就同样很难进行了。

既然导致肥胖的因素这么多，在减肥过程中，运动只是其中的一个方法。人会年老、会生病、会忙碌，不可能永远在运动，常常运动一停下来，肥胖立即反弹，所以一辈子靠运动减肥不可能，也不可取。

女性特殊时期慎运动

爱运动是好事，但在有些特殊时期，女性最好别运动或慎重运动。

第一，是怀孕期。孕妇是否可以运动要根据体质而定，头三个月容易流产，应避免过多运动。阳气不足的孕妇，小腹容易下坠，实际上这就是一个容易流产的信号。所以在怀孕头三个月时，气血比较薄弱、阳气弱的、容易出虚汗的女性运动一定要小心。怀孕四个月后，可以适当增加些活动，会有利于生产，特别是产前两个月的运动非常重要。走路和做家务这些运动都不错，但应避免牵拉、磕碰等，运动也不要过于剧烈。

第二，是月经期。这是女性体质非常弱的时期，月经前后都不能着凉，不能吃生冷食物，不能剧烈活动，也不应该生气和劳累。我们为什么将月经叫作"例假"，因为这是一个"有规律的假期"，其间女性的气血薄弱，去做过重过累的一些事会对身体造成伤害。临床上也时常会碰到这样的患者，因为过于劳累造成经期延长、淋漓不止，甚至崩漏等疾患。

女性患者中患月经病的历来不少，月经不规律、痛经、闭经等很常见，分析其中原因，很多都是由于过度劳累造成，比如旅游、做繁重的家务、照顾病人等。也曾遇到怀孕后两个多月，搞家庭卫生造成流产的。还有患者月经期间情绪受到刺激，导致崩漏发生。故此，女子特殊时期一定要做到慎养，身边的男士也要在此时期注意帮助她们，照顾她们。

饱腹运动不可取

现在很多人早上都是空腹运动，运动回来后胃口大开吃一顿；但还有一些人起床后就会饿，觉得要吃饱肚子后再去运动。咱们应该空腹运动好呢，还是饱腹运动好？

早晨运动必须得空腹，因为吃完东西后不能做剧烈运动。至少要休息半小时以上才能适当运动。早晨是阳气生发之时，体内的阳气还没上来，所以运动也只能适度适量。运动完后，也不能因为胃口大开就大吃一顿，因为运动虽然消耗了能量，但体内的阳气跟天上的太阳运行一样，正在上升，运动虽说可以带动气血循环、阳气生发，但依旧比不上中午，因此不能消耗过于丰盛的早餐。运动后，如果体力消耗并不太大，早餐吃个八分饱就足矣。

如果吃过早餐后就运动，往往容易患胃下垂等胃肠道疾病。也有可能诱发阑尾炎。

比起早晨，其实最好的运动时间是上午和下午，太阳出来后，阳光普照大地，阳气直接传输给人们的身体，是一种非常好的天人合一的机会，能得到大自然赋予的能量。

第四章 营养品误区

补品并非万能

生活水平的提高和健康意识的增强，让很多人开始吃各种营养品和保健品，加上商家的宣传，使消费者对这些补品的功效深信不疑。营养品和保健品的作用能胜过我们的一日三餐吗？盲目食用会给身体带来哪些不良症状？没有好脾胃能吸收这种滋补物质吗？长寿老人一定营养均衡吗？这些问题，可能大部分人都未认真考虑过。

1. 营养品和保健品有什么用？

营养品和保健品经常被人混淆。营养品主要就是指营养素制剂，比如说维生素、钙片这一类的东西；保健品就是对于保健食品的通俗说法，比如某某口服液、养生液体之类。有的消费者不光容易混淆两者，也会因为迷信它们的滋补作用而盲目食用，最终导致种种病症。

一日三餐是最好的营养

人体需要的营养素有很多，水、碳水化合物、蛋白质、脂肪、维生素、矿物质等，营养品一般都富含这些营养素，但是否符合每个个体，恐怕并不尽然；保健食品是具有特定保健功能，只适宜特定人群的食品，它的营养价值并不一定很高。所以，人体需要的各种营养素还是要从一日三餐中获得。

营养品中的维生素本身是针对碳水化合物、蛋白质和脂肪作用的催化剂，如果不吃这些基础的营养物质，光靠维生素、微量元素去催化，去做激活和加工的工作，可能吗？很多人不吃主食，却天天吃维生素，他们自认为很有精神，其实营养品在不同程度调转了人的元气，把人的虚火调出来。有时临床会碰到他们的脉很滑，偏浮，由于妄动了虚火；也有的肾脉很活跃，因为营养品在不正常的情况下激发了他的元气，让他产生了很多欲望。

我曾遇到过一位在美国毕业的职业运动员患者，二十多岁，身材魁梧，却是面色暗滞，并且有全身无力、心慌胸闷等症状，常流鼻血，且流量较大不易止，打比赛也很吃力。我诊脉发现他的脉与他的体型太不相合了，这么壮的年轻人，脉却是很细弱，心律也不整齐。他说这种状况已经很长时间了，说起他的饮食起居管理都是世界一流的模式，专门为他们精心配置的营养餐，每天还必须服用多种维生素和微量元素等。在用药的同时我让他停掉了所有的营养品和多种维生素、微量元素等，只吃主食加上少量的蔬菜和适当的肉及蛋白。之后他又直接出去打比赛去了，期间他托家长告诉我，他的精神体质改善了很多，胸闷、心悸等症状也不存在了，特别是不再流鼻血了，表示非常感激。

有的人吃了功能性的营养品保健品后，会感觉产品对应脏器功能的改善。但这些人往往脾胃及其他脏器功能却犹如死水一潭，并且没有正常人浑身轻松的状态。有时候还会觉得浑身不舒服，情绪不稳定，但又说不出具体哪个部位有问题，其因为在于产品通过类似兴奋剂的作用使身体背离了正常人的气血运行状态，只靠激素把元气往外调。长时间吃这类营养品的人一旦不吃，反而有可能发现相应脏器功能的衰减更严重，这种情况大多是因为之前元气被调用得过多，虚耗过重所致。

况且，合成的维生素、微量元素自然不如天然的，我们的身体更适应吸收自然的养分。我们吃多了人体不需要的营养品、保健品，等于给身体加重负担，肾脏的排泄功能、肝脏的解毒功能负担都会加重。为什么要排泄、要解毒？因为所有外来的东西，尤其是化学合成的东西，机体都要重新识别，去伪存真、去粗取精、去废留利。而我们几千年常吃的东西，就省去这很多程序，也就节约了很多气血和能量。

再好的医生、科研人员也不能说自己解析了人体的奥秘，有些营养品和保健品也许经过了实验证明安全有效，但实际上，它并不是适合所有人。

每个人都是活生生的个体，人体机能都是围绕着自身的循环来运行，每个人的循环状况都不一样。人体的各种机能会根据自身状态不断调整、修正，所以靠吃营养品、保健品来调节身体并不合理。中医主张用宏观的眼光看待健康，身体能够自行调整状态，如果只靠外力介入的话，人的正常功能会慢慢退化、消失。

补营养前先补脾胃

我看到很多这样的患者，吃了太多营养品和保健品导致不该活跃的脉活跃，该活跃的脉死沉死沉。由于短期感觉很好，导致继续服下去，时间一长，出现各种不适，不知由何而来？其结果是脑力、体力各方面都受到一定的限制，因为身体已不是一个正常的机制。很多人口腔溃疡后，会去吃核黄素或维生素C，往往有些人越吃越重，这是因为把虚火调出来了。添加了这些维生素，却没有对应的物质供它催化，体内自然就产生了虚火。

有些物质条件很好的人，会吃一些高级的营养品和保健品，吃这些东西前，应先了解自己有没有好的脾胃，好的脾胃完全具备摄取任何营养的能力，不好的脾胃吃再多补品也补不上去，补品反而变成毒素。

太多的病人咨询我，说吃了多少年的钙，又打各种营养针，怎么一点作用也没有？其实从他们的脸色看，就知道是一个严重脾虚状态，他们五脏六腑的功能上不来，脾胃的吸收能力上不来，吃得再多又能得到什么呢？

很多病人去检查是否缺营养，因为钙比较好测量，一下就能测量出来缺钙，但其他物质很难测量，数值也会不断变化，他就认为只缺钙，其实这种体质的人不光缺钙，别的物质也缺乏，因为他脾胃的能力太差了，无法正常吸收或吸取相应的营养。全身的气血循环都紊乱了，如果不先去调身体，只靠营养品、保健品有什么用呢？

有的人并不缺营养，也去吃营养品，其结果就是该生的病照生，有时还会比其他人病得快、病得重。无目的地去补营养，这不是画蛇添足吗？即使要补营养，也应该从饮食中摄取，而不是去吃合成的营养物质，因为后者和人体的契合度没那么高，吸收也没那么好，容易带来不良影响。

很多人相信食物吃下肚子要消化吸收一遍，如果吃营养品就能节省这道工序，可以更好地被人体利用。其实不管吃任何东西，哪怕是注射营养液，都要经过身体的消化、吸收、代谢，一步也不能少，我们无法节省任何一个环节。因为我们的身体是一套完备的系统，五脏六腑相互配合才可以完成各种功能。西医认为是各种内分泌腺的配合，这点和我们中医的理解是一致的，只是说法不同而已。

现在体内长结石的人越来越多，其中很多都是因为不当的补钙造成的。那么为什么吃了钙片后会有结石，因为没有正常的消化、吸收、利用功能，所以不管从哪个途径进入身体，仍然吸收不了这些营养，而这些没被吸收的"营养"又不能很好地排泄出去。补钙之前，要改善的是身体的整体新陈代谢功能，否则吃下去的钙会去不该去的地方，它不去给人体修补骨骼，反而跑到肾脏等部位形成了结石。

以上，我们可以得知，要想补营养，首先要知道是不是需要；再有，重要的是对这些营养有没有一个好的吸收代谢途径，也就是有没有一个好的胃肠系统，如果没有，可以明确，补营养并不重要，而胃肠系统的完善才是最重要的。否则，营养只能变成毒素。

2.保健品补身体？

某某口服液、某某健身丸，这些被宣传得很厉害的保健品，真的对我们的身体有帮助吗？"甲之熊掌乙之砒霜"，有的保健药到一个人身上可能有保健作用，到另一个人身上，反而成了致命的毒素。

保健品的副作用

对于保健品，很多商家会有一种作用夸大的宣传，很多商家甚至对保健品的副作用只字不谈。

消费者不分具体情况去购买，却不想想因人、因地、因时制宜的道理，不同生活环境、饮食习惯、身体状况、工作方式的人，都去吃同一种保健品。什么人用什么样的保健品，必须分别对待，每个人选购保健品的时候，要充分想到自己的实际情况，从而判断出究竟是需要哪一种保健品。

比如很多医生特别推荐六味地黄丸，甚至提出终身不能断六味地黄丸的观点。任何再好的保健药也是给病人或有特殊需求的人吃的，不是大米白面这种我们可以天天吃的东西。曾有糖尿病患者，听某医生说吃六味地黄丸好，就连续吃了好几年，结果糖尿病越来越重，脾胃功能也变得越来越差。因为六味地黄丸有碍脾胃，它治阴虚、滋阴补肾，无法生发人的阳气。很多人都不能吃六味地黄丸，阳虚的人不能吃，身体有寒的人不能吃，脾胃虚弱的人不能吃，湿气多的人不能吃，气血瘀滞的人也不能吃。有的人本来元气就不足，再吃补阴的六味地黄丸更没元气了。古人

131

医案中，有吃六味地黄丸吃到一定程度暴死的例子，被称为"厥逆"死亡。

清代名医陈修园医书中专门列出"久服地黄暴脱证"，指出："过于保养者，以六味地黄丸、八仙长寿丸、七味地黄丸、大补元煎、人参养荣汤诸方为主，加入鹿角胶、阿胶、鹿茸、海参胶、淡菜胶、紫河车之类……服之良久，不见其益，亦不见其害。然满腔中俱是浊阴迷沦，大犯《周易》'履霜坚冰至'之戒。或偶因嗔怒，或偶近房室，或偶然宴饮，偶然劳动，未避风日，遂猝然无知，痰涎壅盛，吐、泻、大喘、大汗等证，与中风无异。……唯平日补水滋水，以致水邪滔天，一作不可救止。……此证因误补所致，故列于实证。"自古以来，误服补药致害的情况就不少，陈修园把它作为一个单独的病证提出，为引起人们重视。并指出，吃补药后，平日并不见有何反应，以致越积越深，一遇某种特殊状况，就会突然暴病，不省人事，犹如"脑中风"一样。平日服滋阴药物过多，导致水邪泛滥，一发不可收拾。正如《周易》所说"履霜坚冰至"，即踏上清霜，预示着结冰的日子就要到了。比喻人要是错服了补品，就会有不良后果即将来临。

如今针对孩子的保健食品也很多，保健牛奶、保健、果汁保健糖果……这些五花八门的保健品往往会害了孩子。小孩朝气蓬勃，阳气非常足，自身生发能力非常强，对食物的摄取、消化、吸收、利用的能力非常充分，根本不需要吃保健品，吃了保健品后反而把自身的功能替代掉了。

父母为了让孩子顺利排便，而让他吃某种保健品。小孩从小就依赖外来因素排便，长大后他怎么办？他自身的排便功能也会慢慢退化衰减。当孩子无法脱离这种保健品怎么办，难道要孩子终身依赖保健品么？自主的功能难道不要发展了么？给孩子从小就用保健品，不只造成了孩子身体依赖，也使得他们的思想依赖上了保健品。

再比如有些孩子吃了保健品爱感冒，因为保健品导致了上火，上火表现为感冒，没有内热哪有外寒？身体要将毒素排出去，感冒实际上是一种排邪的方式。一个幼小的生命长期这样下去，其今后的身体会变成什么样呢？

补血品造成的瘀血

现在市面上有几种女性的保健品被炒得很热，有阿胶补血口服液、乌鸡白凤口服液、当归液，还有阿胶、黑芝麻等制作的固元膏等。有人问我这些东西好不好，我只有说因人而异。

有些女性月经量比较大，认为用补血的保健品可以避免贫血，其实这些保健品会让下次的月经量更大。阿胶有止血功能，容易造成瘀血，使月经出血量或多或少没有规律。当归有活血作用，能够通经，月经多的女性吃了后经血会越来越多。乌鸡白凤口服液属于温补，年轻女性月经不调吃一点还可以，但长期吃也不好，因为它只能解决症状，属于临时性的调节作用，如果长期月经不调，最好还是找中医从根子上调理身体。

如果女性生产时大失血，元气受伤很厉害，可以适当地补血，其他大多数人都不需要补血。有的人红细胞很多，血液黏稠度很高，血红蛋白也很高，根本不需要补血。高血压病人、心脑血管病人、血管瘤病人的瘀血都很重，他们需要的不是补血，甚至有的还需要放血。气滞血瘀的人和动脉硬化的人血液都很黏稠，也不适合补血。

有个错误观念是手术后应该吃补品补血，殊不知手术时身体被一层层剖开，每一层都有可能留下一些瘀血。医生会用纱布和吸引器清理，吸走瘀血和分泌物，但也会有一些肉眼看不到的微小颗粒无法清除。这些东西最后会形成瘢痕或增生物，应该先清理瘀血、毒素和垃圾，如果直接吃补品，有可能会让增生物越来越厚。

手术后不是不能补，但是若不清理瘀血就补，会造成很大危险。肿瘤手术后是否需要马上补血，应根据具体情况，否则有可能继发肿瘤的转移，因此应该马上将生长肿瘤的旧环境改良成健康的新环境，而不是去补那个长肿瘤的旧环境，这种情况实际上很需要中医来调理，可使术后尽快恢复，远比乱吃补药更为有益。有的肿瘤患者手术后因为乱补，肿瘤在很短时间内转移到了很多地方。因为肿瘤对各种营养物的摄取能力大于正常组织细胞的能力，它的生长能力也远远超过了正常组织细胞，很多时候，补的不是健康的组织，而是身体里的病变物质。

很多年前，我曾经治过一个晚期肝癌的年轻人，病情很重，局部疼痛也特别厉害，经过一段中药治疗，病情明显缓解，疼痛也明显减轻，患者也觉得很满意。没想到一次复诊时，病情明显加重，又变得非常的痛苦，问其缘由，原来，患者的父母从外地来了，见了孩子生重病，非常的心疼，就买了很多好吃的包括营养品给孩子吃，有可能因此导致病情恶化。

吃保健品吃伤身体的人比比皆是。"人参杀人无过，大黄救命无功"，这是一句古话，说的是天天吃人参进补，很可能会补得人丢了命；大黄是泻药，很多人不敢吃，但有时候它却能救人的命。药品、补品没有好与不好，只有适合与不适合。可是，人们往往不能正确认识这个道理。所以，我们应该辨证地去看待保健品。不是所有保健品都能补身体，也不是所有保健品都适合同一种人。

3.长寿者一定营养均衡?

将长寿和营养均衡画等号,是一个普遍存在的误区。大部分人都不知道,有很多所谓营养不良的老人一生粗茶淡饭也活过了百岁。

化验指标并非生命质量

电视台的一位朋友,送给我一本他的同事写的书,叫《百岁传奇》。书中记录了他们寻访过的百位百岁老人的长寿秘诀。这些老人吃的饮食都很单一,甚至有的一辈子就吃有限的几种食物。据送书的人讲,医生给老人们专门做了检查,化验结果显示几乎均有微量元素或矿物质缺乏,但他们身体却很健康。

这不是说化验结果有错误,只是我们如果只凭化验结果去处理问题,常常会进入一个误区。化验指标正常与否的标准只是针对大多数人而言的,指标异常警示着人们"可能"会发生某些疾病,需要在某个方向上注意。这些百岁老人微量元素的缺乏,并不影响他们的健康和长寿,他们已经适应了这种状态,他们的身体已经具备了应付这种所谓不正常指标的机能。

化验指标代表的可以是某个阶段的不平衡,也许是在一个自我修复的过程中。有些年轻的朋友可能会有体会,检查前一晚酗酒、熬夜或者来一顿丰盛的夜宵,都会让我们的体检指标出现问题,如果再过几天去查,会显示出完全不同的化验结果。化验结果是时时波动的，它其实是人体自我调节和自我识别的一个过程。

所以，中医看病时化验结果只是作为参考之一；除非是确诊的疾病，如治高血压我们会了解血压，治糖尿病要了解血糖情况等等。

化验结果有问题实际上不代表是生病，而代表身体的修复机制在发挥它的作用。所以我们要是死盯着化验结果，发现某些指标不正常了就马上采取措施，反而有可能耽误了机体自身真正合理的修复。

有些人虽然微量元素缺乏，但身体已适应了这种情况，而且很健康，根本没必要紧张。我年轻时长过甲状腺结节，又得过亚甲炎，后来年年检查甲状腺功能，不是今年高点，就是明年低点。反复如此三四年后，我也不再管它了，因为我的身体越来越健康，过去我的慢性咽炎、经常性口腔溃疡、动脉硬化和居高不下的血压，经过自我调理和生活饮食习惯的改变，慢慢都改善或者痊愈了。脑子也比过去更好使，身体也更加清爽，气色也越来越好，我还用得着再去检测吗？化验结果既然时时波动，只要不是太厉害的波动，就随它去吧。

尽孝未必用补品

当下的儿女由于工作学习各方面原因不能长期陪伴老人，为了给老人进孝心，会给他们买五花八门的补品。有的补品吃下去不疼不痒，吃吃倒也无妨，但有的补品吃下去会补出病来。

一位老年女性患者，儿女每天给她吃一根海参，结果导致身体气血瘀滞。有的子女给老人买人参、黄芪、鹿茸这些药性非常强的保健品，它们会打破老人气血平和的状态，会引发他们得一些不该得的病，致使有的老人出现失眠、高血压。有的子女每次看望老人时送上一堆水果，老人吃不完又怕放烂了，硬着头皮吃下去不光会闹肚子，还会让血糖升高。还有的子女让老人用西洋参泡水喝以补气，但不知西洋参偏凉，脾胃虚寒的老人每天这么喝，势必会出问题，这样的例子比比皆是。

有的老人硬朗地活到八九十岁，形成了很完善的一个身体健康系统，要是用各种补品打乱了这个系统，反而不好。老人的代谢能力和排泄能力都不完全，吃下太多补品的话，是补了邪气，会在体内形成排不出去的毒素和垃圾。

古代有个故事，说一位有名的孝子，把老人伺候得非常好，老人吃饭时却吧嗒吧嗒掉眼泪。后来才知道，老人特别喜欢自己的闺女，但古代男尊女卑，女人只能站在一旁吃饭，老人看见后心里难受。孝子的一位亲戚指出了这个问题，恍然大悟的孝子马上让闺女也上桌吃饭，老人这才开心。

所以做子女的要孝敬老人，不是给他买多少营养品，而是要让他开开心心，多找时间陪伴老人，才是真正的孝顺。一束花、一句问候、一本好书，往往比保养品更适合老人。

4. 为什么越补越气滞血瘀？

气滞血瘀，是指气滞和血瘀同时存在的病理状态。中医认为，气滞血瘀一般多先由气的运行不畅，然后引起血液的运行瘀滞，是先有气滞，由气滞而导致血瘀，也可由离经之血等瘀血阻滞，影响气的运行。气滞血瘀问题现在很普遍，也能引发很多病症。

中医讲究天人合一，从人的整体、人和大自然的关系来看待健康。对于气滞血瘀的问题，一般人会用活血等方法治疗，认为一部分心脏病、脑血栓、高血压都是瘀血阻塞造成的，应该用活血药或者手术方法去掉瘀血。中医治疗气滞血瘀是在出现脑血栓、脑血管堵塞、高血压之前，就已经从脉搏、症状等方面获取信息形成诊断从而着手化瘀疏通。《黄帝内经》说，"正气存内，邪不可干，邪之所凑，其气必虚。"这两句话是从正反两方面来说明同一个问题，即人体的正气强，人就不易得病；人体的正气弱，人就容易得病。正气维持着我们脏腑功能的正常、气血的疏通、人体的和谐完整状态。很多病人胸闷气短、饭后腹胀，我都建议他们平时练练深呼吸和站桩等，经常使肺气充盛，因"肺朝百脉"，故可以促进全身气血充足，这也是"正气存内，邪不可干"的道理。

清代医家何梦瑶说："百病皆生于郁。人若气血流通，病安从作？一有怫郁，当升不升，当降不降，当化不化，或郁于气，或郁于血，病斯作矣。"可以得知，几乎所有的病都和气滞血瘀有关。面临百病气滞血瘀的大前提，人们常常并不关注疏通气血的紧迫，而却关注如何进补！

《神农本草经百种录》说："今医家之用参救之者少，杀人者多。盖人之死于虚者，十之一二，死于病者，十之八九。人参长于补虚，而短于攻疾。医家不论病之已去未去，于病久或体弱，或富贵之人，皆必用参。一则过为谨慎，一则借以塞责，而病家亦以用参为尽慈孝之道。不知病未去而用参，则非独元气不充，而病根遂固，诸药罔效，终无愈期。故曰杀人者多也。"这里古代医家讲到用补药的问题，不光是人参，其他补药也含其中。自古以来，就有医生和患者，不明有病先要祛病，而不是补。若补只能使病邪深入，更加病重，甚至丢掉性命。由于几乎所有的病都存在气滞血瘀，补药是加重气滞血瘀的罪魁祸首；气滞血瘀加重，病情难能不加重！

清代医书《一得集》曰："若外邪正盛，或病初愈而邪未尽，误投补剂，必致邪与正为互，如油入面，莫能去之，致成终身之疾。鉴于此，宁使五谷调养，既可省费，亦无弊窦也。"这些话，举足轻重！人们都容易犯这样的错误，给患病者吃补品；病人一出院，马上给做好吃的。如果是在病中邪气方盛，或是病初愈，余邪未尽，此时进补，轻者延长病程，重者可能遗憾终生。

很多人生病了为什么很难恢复健康，因为他们违背了自然规律。为增加营养而猛吃猛喝，结果越吃越病。有个病人是位老大爷，不到一个月就发一次高烧，住一次院，连续住了三次院，一问才知，每次出院后，他的子女都做了甲鱼汤乌鸡汤等给他吃，老爷子七八十岁了，根本消化不了那么多高营养食物。消化不了的食物变成毒素堆积在体内，所以引发他反复发烧。我告诉老爷子和其子女这个原因后，他们恍然大悟，原来是自己好心用错了地方，从此纠正后，再也没来住院。

西医所说的动脉粥样硬化，中医归类为痰浊。脾虚生痰，"脾为生痰之源，肺为储痰之器"。脾胃消化不了的东西就变成了痰浊，大吃大喝或吃过多不消化、高营养的食物，就会引起痰浊内生。中医讲的痰浊，不光是指肺里的痰，全身各处都可以存在，最典型的如血管内的粥样物质，也就是粥样斑块，就属于我们所说的痰浊，可导致心脏病、高血压、各种血管疾病等。这些都属痰凝气滞血瘀范畴。

现代人生活条件好，鸡鸭鱼肉蛋奶都不缺，如果还盲目补营养，只会增加人体的毒素，造成气滞血瘀。正气不足，一身邪气和瘀血还拼命补，最后不是越补越坏？不就像关着门赶强盗吗？吃下去的东西全都补到毒素里去了。有个患者，她已经七十多岁了，很胖，双膝骨关节病变，行走困难，西医建议她换关节。她的家人带她来找我诊治，我按脉问症以后，得知她饮食过于丰盛，脾胃肝胆负担都很重，导致肥胖不说，气血很难通行至下肢关节，因而久治不愈。因此在治疗过程中首先疏通清理痰浊，之后健脾，经过一段时间的治疗这个患者避免了更换关节。很多人不明白天人合一的道理，"人过四十天过午"，身体走下坡路了，饮食各方面还不知道实行"减法"，造成这样的结果后悔莫及！

"通者无病，病者不通；瘀则百病生，通则百病无"。气滞血瘀时一补就更瘀，治病应该让气血经络通畅，这样气化功能、排毒机制、胃肠道运化才能通畅，该升的升，该降的降，该合的合，该开的开。补一定要建立在疏通的基础上。现代人全身疏通功能好的太少了，我们看人脸色，只要脸色不那么光亮洁净，有污秽，有斑疹，有色素，油腻多……都是有了毒素。毒素从脾胃而来，人体的阳明胃经分布在面部，所以表现为脸色晦暗。

人体就像一个精密仪器，现代科学再发达也不能完全了解人体。我们强调天人合一，因为人是万物之灵，人的衣食住行只要跟着大自然的规律走，就可以摆脱气滞血瘀，不愁不健康。

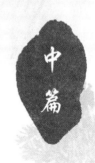

天人合一——遵循天道，和谐统一

《黄帝内经》说：“善言天者，必有验于人；善言古者，必有合于今；善言人者，必有厌于己。”这是中医天地人三才一体的整体观。中医学认为天文、地理、人文是一个有机整体，强调上知天文下知地理中知人事者方可为医。

人生在天地之间，首先要和天地和谐，也就是说和大自然和谐，和居住的生活环境，和身边的各种氛围和谐。中国的医学很讲究中庸之道，这个“中”指的也是和谐。

只有遵循天道，人体才能和谐统一，才能健康长寿，才能更好地生活。

第一章 养生男女有别

男子也有生理期

为什么养生男女有别？因为男子以精为本，女子以血为源；男子为阳，女子为阴；阳主动，动则生阳；阴主静，静则生阴。阳中必有阴，阴中也必有阳，阴阳不可分割。所以男人担任男人的角色，女人担任女人的角色，这是大自然赋予我们各自的任务。

人们对女子养生比较重视，因为女子会经历月经、妊娠、生育这些过程，还会遭遇更年期。其实，男子也有生理期和更年期，在这段特殊时期也需要呵护。

1. 女七男八

《黄帝内经》说，"女子七岁，肾气盛，齿更发长"，这句话说明女子的生命阶段以七为计算方法，女孩七岁后，肾气渐盛，乳牙更换成恒牙。"二七而天癸至，任脉通，太冲脉盛，月事以时下，故有子。"14岁的女孩会来月经，开始性发育，从生理上看具备了哺育下一代的基础。

《黄帝内经》说，"丈夫八岁，肾气实，发长齿更"，可见男孩的生命阶段以八为计算单位，男孩八岁时，肾气结实，头发增长，牙齿更换。"二八，肾气盛，天癸至，精气溢泻，阴阳和，故能有子。"天癸在这里指的是肾精，16岁的男孩激素分泌逐渐增多，精气进入精室，也就是我们常说的丹田和气海，精气满了可以向外排泄，也就是射精。从生理上看，这时候的男性也具备了生育下一代的基础。

由此可以看出古人认为，男性以精为本，女性以血为本。血属阴得下行，所以女人每个月都有月经。精属阳得上行，它循着督脉而上，入脊柱后入脑，然后深到骨髓，所以男人骨质比女人健壮；男性的精气往上生长，长出了胡须和浓密的毛发，所以男人的毛发也比女人旺盛。

阳精阴血都是由饮食五味而化成的。中医认为肾主先天，脾胃主后天。我们的生长、发育、衰老和死亡是先天来管理。童年时期的男女区别不大，但随着生命周期的产生，男女开始产生了变化，这都是肾（肾主生长、发育、生殖……）所发挥的作用。但这个漫长过程的进行，需要靠后天来扶持培育，具体表现在气血的旺盛、充实等方面，因脾胃为气血生化之源，所以我们常说脾胃是后天之本。

掌握了"女七男八"的生命周期，可以对应自身状况进行健康检测和自我调理，以便达到养生效果。中医认为"上医治未病，下医治已病"。在未得病之前就去治疗，这就是养生，也是我们中医的责任。

2. 女子养生首养月经

人身上有冲任二脉，冲为血海，任主胞胎。男女的冲任二脉都起于胞宫，男性的胞宫是精囊，女性的胞宫是子宫。血海指冲脉，又称十二经之海。男子的血海运而行之，它运行得很好，不会满而溢，因此阳气升发得更多。女子的血海停而止之，血海中的血停在胞宫，容易堆积满溢，因此造成每月的行经。

女性看病时，医生一定会问她的月经情况，可见月经和女性健康息息相关。正常月经是每月一次，也有不一样的情况，比如有的女性来月经会口鼻耳眼出血，这叫倒经逆行；有的三月一行经，中医管它叫季经；有的一年一行经，叫做避年；有的一生不行经，但能排卵和受胎，我们叫做暗经；还有受胎后月月行经的，胎儿仍然长得很旺盛，古人叫做垢胎；还有受胎很多月后，忽然有血大下，但胎儿却可以健康产下，这叫做漏胎。

古人认为月经期要和坐月子一样养，一旦保养不周，就会落下病根。现在很多女性疾病，都和月经期疏于养生相关。比如有的女性寒气、湿气非常重，而产生痛经和月经失调；有的女性月经颜色又黑又暗，还有瘀血块或崩漏；也有的女性因为宫寒导致肤色晦暗，容貌受损。

月经期养生并不难，首要注意事项是不吃、不沾寒凉。明代著名医家张景岳在《景岳全书》里讲："凡经行之际，大忌寒凉等药，饮食亦然。"寒凉并非单指冰镇食品，古时并没有冰箱，因此是指低于体温的东西和寒性食物，水果、矿泉水、绿茶、绿豆汤、清热解毒的药等都属于寒凉。

人体体温是保持正常代谢的最佳温度。子宫最怕受寒，月经期如果吃了低于体温的食物，会寒气入肾，肾是先天之本，会让寒气直接下行，下行后对身体的伤害非常严重。明朝名医龚廷贤在《寿世保元》中说：妇女是由众阴汇集于一体的，若日常生活温暖安宁，则荣卫二气和平，百病不生，荣卫虚弱则百病生。可见女性保暖有多重要，月经期体质下降，保暖就更不容忽视了。

很多女性气血特别差，跟月经期不会调养有极大的关系。临床上，遇到很多面容憔悴的女患者，大都是吃了太多寒凉的蔬菜、水果导致。记得我接诊过一位二十多岁的女性，她脸色蜡黄，身体虚弱，胸背部一片密密麻麻的黑斑，她说是近几年出现的，并逐渐增多。这是代谢不良导致的毒素堆积。原来她总爱吃水果、蔬菜，很少吃主食，气血非常衰弱，月经也很少，周期后延。

有的女性来月经还去游泳，这样会让寒气直接进入子宫，虽然肉眼看不到摸不着寒气，但凉水确实会让气血大为受损，并且也容易造成宫腔感染。中医认为，气行则血行，气滞则血瘀。气受了寒，一定会产生血瘀。同理，月经期淋雨、在有风的户外解手、用凉水和清热解毒的药水清洗下身，都可能让寒气进入身体。

月经期接触寒凉，会对女性身体造成什么影响呢？除了宫寒、痛经外，还可致多种妇科炎症、肌瘤、囊肿、息肉，以及造成不孕症、性冷淡，甚至出现早更（更年期综合症提早）、抑郁症等情况。可以说，只要是妇科的病，百分之八九十都是寒凉的病，用温暖的药治疗，几乎都是有效的。

除了不可接触寒凉外，月经期也要克制性欲，避免损伤血海。另外，月经期也不可有剧烈的情绪波动，应该平心静气，不可抑郁、伤心、恼怒，否则会造成气滞血瘀，肝气瘀滞而不畅。很多人因为月经期情绪波动，会让月经一下闭止，甚至会闭经很长一段时间，或者引起崩漏而出血不止。崩漏的危害非常严重，它会引起人体贫血，导致所有脏器供血不足，最后让身体衰败。

《黄帝内经》说："二阳之病发心脾，有不得隐曲，女子不月；其传经为风消，其传为息贲者，死不治。"二阳指的是足阳明胃和手阳明大肠经，偏重于足阳明胃经。这句话的意思是，心里有不痛快但说不出来的事，引起了忧思伤脾，影响了气血，会让女子不来月经。这种情况会发展得很快，让人消瘦衰弱，最后难以医治，甚至会造成死亡。可见，情绪能对月经造成很大影响。所以女性心中抑郁的话，一定要想办法解决，否则会影响心、脾，让心不能生血，血不能养脾，脾胃受阻后不愿意吃饭，吃了饭消化又不好而造成气血受损，最后引起月经闭阻。

月经闭阻后，经血会走腰肋，注入腰膝，也就是进入腰和膝盖这些大关节处。陈旧的经血和其他流通的血液相遇，会引起心血搏击而疼痛不已；若扩散到四肢就会麻木；若进入血室，则时寒时热，或怔忡烦闷引起狂言失常，或归入大肠，或上涌而出。血室指的是容纳血液的器官，多指子宫。看来，月经闭阻会引发这么严重的问题，都是情绪不良导致。

疏导心情有很多方法，可以做喜欢做的事来转移注意力，也可以和亲朋好友交流，还可以找中医用中药进行调理身心，恢复健康后，月经自然正常、通畅。

来找我调理月经问题的女子很多，有的闭经一两年，也有时间更长的，有的一直靠激素维持。原因各种各样，有因减肥造成的，有因吃紧急避孕药造成的，有因流产后导致的，也有寒凉刺激或情绪波动引起。她们非常痛苦，有的是还没结婚，有的是还没有生育，有的是造成肥胖……各有所苦。无一例外，都是后悔不迭！女人，永远要谨慎自己的行为，特别是要避免小产和打胎，否则将会影响终生。《达生编》说："小产不可轻视，其将养，须过于正产十倍可也。薛立斋先生也说："小产重于大产。盖大产如栗熟自脱，小产如生采，破其皮壳，断其根蒂也。"女人不易，要善待自己，留神不能犯错误！别应了那句话：得病如山倒，祛病如抽丝！

3. 男人也有生理期

很多人会问，女性有月经，男性有没有呢？男人和女人一样，大约28天就出现一个生理期，他也会像月经期的女人，每月有五六天的身体变化。

女人来月经时的变化更偏于生理性，比如肚子痛、怕冷、胸部胀痛，男人生理期的变化更偏于心理性。因为男人生理期的外在变化不明显，他自己也容易忽视，必须慢慢观察也才能掌握生理期规律。

国外有很多针对男人生理期的研究，证明每月有一段时期，男人的体力、智能和情绪处于低谷，这个低谷期有多长呢？因人而异，有两三天、三四天，还有人长达一周。女人来月经由雌激素决定，男人生理期由雄激素决定，雄激素睾酮分泌低的话，会使男人疲倦、懒惰、食欲不振、头昏、失眠、抑郁、爱着急发怒，甚至对人和事变得淡漠。有的男人平时对某件事很有兴趣，但生理期一反常态，变得毫无兴趣，甚至很想独处。有人控制得比较好，生理期表现不太明显，有人控制得不好，会出现种种情绪问题。

心理学家认为，除了生理原因外，生活的压力、工作的烦恼、家庭的影响也会导致生理周期的种种表现，所以每个男人生理期的状况都不一样。就像一个大学同寝室的女生往往月经期很相近，在一个家庭中妻子来了月经，丈夫不久也会开始生理期。这都是不以我们意识为转移的微妙影响。

生理期的男人不光情绪欠佳，还容易诱发消化道溃疡、结肠炎、便秘、腹泻等消化性疾病，生理期的男人非常脆弱，但他们要么因为自身不重视，要么因为不知道如何宣泄表达从而诱发种种不良情况。所以当知道自己的生理期后，要提前对自己的生活工作进行合理安排，避免过于紧张劳累的工作，说话时将语速放慢，让情绪缓和，和家人同事的关系保持和谐。如果同事间互相了解生理期，也会在工作中相互体谅。妻子知道丈夫的生理期后，也不要在那段时间强迫他做不愿意的事，可以让他适当放松。

女人生理期情绪不佳时，会买东西，吃零食去宣泄，男人情绪不佳时往往强忍着，将负面情绪憋在心里。这其实是个大错误，情绪不佳一定要想办法化解，否则会引发疾病。当你修好包容心，能包容的看待万事万物时，就不会轻易被情绪左右。男人不要时时刻刻逞强，学会示弱也是一门大智慧。遭遇生理期时，男人也可以用看书、看电影、参加运动的方式调节心态，释放压力。

4. 女子养血，男子养精

《周礼》上倡导，女子 20 而嫁，男子 30 而娶。提出结婚年龄就是告诉我们要顺应生命周期，因为女子破阴太早会伤血脉，男子破阳太早会伤精气，破阴和破阳指的就是过早开始性行为。当然，《周礼》是儒家经典著作，可能有行为规范的意思，我们现在提倡按婚姻法执行，可是现在很多年轻人过早发生性行为，也是现在年轻人普遍体质下降、疾病增多的重要原因。实在是在与自己的寿命打赌，践踏自己的生命。

女性以血为本。明代名医张景岳的《景岳全书》中说："血者水谷之精也，源源而来，而实生化于脾，总统于心，藏受于肝，宣布于肺，施泄于肾而灌溉一身。"说明血与五脏关系密切。《黄帝内经》提到："妇人之生，有余于气，不足于血，以其数脱血也。"女性机体相对地容易处于血分不足的状态，女性养生保健首先应重视养血。气血不足不但会让女性五脏虚弱，还会造成性冷淡。门诊中经常有年轻女子谈到，不愿过性生活，甚至有的说，一点欲望都没有，应付丈夫也感到痛苦、不适。一般都是气血不足的原因。

《黄帝内经》提到女子"二七而天癸至"，从生理角度说，女子在月经初潮后 10 年就可以婚配了，也就是说如果是在 14 岁来月经，24 岁就是适当婚龄，可以结婚生子。

男女阴阳调和是大自然的规律，如果过了适当婚龄迟迟不婚，会造成女性月经失调，有月经瘀血、子宫肌瘤、痛经闭经、崩漏等现象产生。当然，这也并非普遍现象，如果女性心态调整得好，不纠结于何时婚配，有自己感兴趣的事业，带着快乐的情绪在生活，那也不会出现这些症状，晚婚晚育也对身体无害。

南齐医学家褚澄讲，羸弱的女子应养血，要及时嫁人。虚弱男子则应节制女色，宜待强壮后结婚。我知道一个反面例子，有个二十来岁的尿毒症男孩，他和女友感情很好，女友形影不离地照顾他。男孩求诊于我后，身体好转了一阵子，但很快又来求治。他和女友朝夕相处，难免会有男女之事，所以病情自然会加重，这个状况也并非医生能够解决。

《寿世保元》中说：精未通而进献女色以通其精，则五体有不适之处，他日必有难言的疾病。门诊中，也会遇到一些花花公子型的男孩，年纪轻轻就有脊柱、腰椎、肾脏、肝脏、生殖系统和免疫系统的疾病，这种情况或多或少和过早、过度性行为有关。

当然，岁数大的人也不适合有过多性行为。《寿世保元》中说：年高之人，血气虚弱，若感觉阳事旺盛，必慎而克制，不可纵心恣意，一度一泄，一度火灭，一度增油，若不加克制而纵欲，火将灭。火将灭，指的阳气将亡即人将去。因此，古人提倡夫妻年岁大了后，最好分床而睡，这样就能控制房事，对养生有利。

有的人放纵情欲，经常出入声色场所，这种人很容易得心脑血管疾病、糖尿病等，甚至会偏瘫。放纵欲望看似和这些疾病没关联，但中医认为其中有着密切的关系：偏瘫是伤了脑，属于脑血管疾病，而肾藏精，主骨，生髓，通于脑，放纵情欲必损伤肾精而会波及脑。糖尿病是内分泌系统疾病，也是全身性疾病，尤其与脾肾关系密切。而肝肾同源，肝胆相表里，肾受到损伤，肝脏和胆囊的疾病也会迅速恶化。另外，疲劳时、醉酒后、生气后行房事，都会对肾及其藏精等功能造成明显破坏。

5. 胎前产后需养生养心

女性有个重要的生命过程，那就是孕育，而胎前产后又是不可忽视的养生期。

现在家庭大都只生一两个孩子，将生育之事看得非常重要。可是往往抓不住重点，只是在吃上特别用心，更重要的是什么却毫不知晓，也就是常常找错了方向。在怀孕之前，男女双方都首先要做好身体和心理两方面的准备，两者缺一不可，而后者对有的人可能更重要。否则对孩子和家庭影响是难以预料的。首先要明白，准备怀孕前，男女双方一定要心态平和，如果成天吵架、发怒、抑郁，孩子就可能会出现情绪暴躁或抑郁等问题。曾经有一位想怀孕的女性来治病，我发现她脾气很不好，每次来都阴沉着脸，相熟后，我告诉她，要想怀孕一定要保持好的心情，因为在不良的情绪状态下怀孕，孩子会感受到你的情绪，并也被影响，使生育质量下降。

很多不孕不育症患者的心情都不好，常常互相埋怨，其实心情越差越不容易怀孕。只有双方心平气和后，气血才会平和，怀孕就会比较容易。想要胎产顺利，孕前还应该让有经验的中医调理身体，既可以使孕期顺利，又可以使孩子健康。

如何让心境平和呢，可以通过中医的调理，再加上修身养性，同时不要熬夜，不要暴饮暴食，不要喝酒，减少抽烟等不良习惯，也不要看一些会引起情绪波动的书籍和影视作品。

其次，如果流产或堕胎太多，也会影响生育。正常顺产可以养人，流产或堕胎对身体是一个破坏性的打击，可以造成种种疾病，包括不孕症。流产或堕胎太多的女性，会老得快，气色差，气血非常薄弱，因为流产堕胎伤害了肾脏（子宫属肾所主），并对全身都有影响。

再有，不孕女性大都子宫寒，不育男性大都肾寒，都可以通过中医进行调理解决。

其实吃清淡好消化的食物，以五谷为养，就可以让身体健康，增强怀孕概率。有的不孕症患者经脉堵塞，也是与身体过胖、吃油腻食物过多有关，如果从饮食上调整，也可以取得很好的效果。

怀孕之后，女性怎样保胎呢？

清代产科医书《达生编》中有一句话，很详细地说到了保胎事项："保胎以绝欲为第一义，其次亦宜节欲。盖欲寡则心清，胎气宁谧，不特胎安，且易生易育，少病而多寿。保胎又宜小劳为妙。试看乡间农妇、仆婢下人，堕胎甚少，以劳故也。盖劳则气血流通，筋骨坚固，胎在腹中，习以为常。以后虽有些微闪挫，不至坏事。"

即第一，孕妇一定要节制欲望，不要看刺激情欲的东西。情欲太甚会让肾经亏损，而肾主胞胎，会影响胎儿的发育生长。当然欲望也不止情欲一条，各种欲望都要有所控制为佳。第二，要做适当地运动。农村妇女不易流产的原因，是因为经常劳作，使气血流通，筋骨坚固，这样就算有点磕碰，也不至出问题。当然，怀孕早期，还是要注意保胎的，尤其是有过流产史的女子，更宜慎重。

孕妇的饮食不宜太肥、太浓、太重浊，宜甘平，也就是最好吃清淡的食物。辛热的食物会引发燥热，可能会造成流产；油腻的食物会造成气血不通，影响胎儿发育。

有的女性怀孕后，吃了太多滋补的食物，结果得了妊娠糖尿病；胎儿脾胃也受了损伤，生下来经常拉稀。很多孕妇得了高血压，也和孕期饮食和情绪有关。另外，妊娠水肿除去活动较少的因素外，还与吃寒凉食物、水果等过多有关；吃得过饱、难以消化的食物、水喝太多也会伤害脾和肾。

女人生孩子就像天地养育万物一样，是非常自然的事，实际上很多难产问题是自己造成的。《达生编》里有句关于生产的"六字真言"："一曰睡，二曰忍痛，三曰慢临盆。"这句话很好理解，产妇快生产时可以先睡，不要太着急；出现宫缩一定要学会忍痛；等到孩子真要降生时，再上产床。生产是个瓜熟蒂落的过程，产妇应该把握好分寸，不要在初期腹痛时早早地就上产床，也不要在生产时乱使劲儿，否则容易造成难产、胎儿横位等现象。

女性生产后气血损耗，会出现多虚多瘀、恶露不尽的情况。保持温暖，避免受寒，可以让瘀血渐少；还要注意饮食、睡眠和情绪问题，也可以帮助尽早恢复。

产后气血亏损，需要静养，也需要营养，但也不能大吃大喝。坐月子的饮食禁忌和月经期一样，首要注意事项是不吃寒凉食物。另外，不可吃得过多、过油腻。

女人生完孩子脾胃功能非常薄弱，五脏六腑也很衰弱，头三天只能吃清淡食物，比如清粥白饭等好消化的食物，喝鸡汤的话也要把油撇掉。《达生编》上讲：产后"十日内不可食猪肉，一月内不可食猪油。以其壅塞经络，令血气不通耳。"

经常有产妇，因为没有奶水来求医，她们大多生产后用猪蹄汤和鱼汤进补以期催奶，结果脾胃堵得很满、湿气很重，吸收不了，怎么能有奶呢？这样的情况很常见。产后吃大量油腻高蛋白食物容易造成产后抑郁、经络不通、乳汁不下，不好消化的食物会无端消耗自身的气血。古时候的吴中地区，女人产后都吃斋饭，就是为了不让气血消耗太多。有的产妇平时吃素或很清淡，产后为了补营养吃太多肉，因为脾胃不适应反而会生病。产后吃太辛辣和太咸的食物，都会伤害产妇气血，让奶水减少。有些女性产后会抑郁，和气血亏损和瘀堵有很大关系。

除去饮食禁忌外，坐月子还有一些禁忌事项：

首先，是要保持温暖，不要过多洗浴。女人从怀孕起，全身的器官就起了很大变化，要恢复到妊娠前的状况，一般需要6～8周的时间，也就是我们俗称的"坐月子"。此期间尽量不洗浴。频繁洗浴会让产妇受寒，因为生产后毛孔、骨盆、骨骼都是张开的，它们需要慢慢回缩，洗浴时很容易让风寒、湿气进入体内。

其次，坐月子期间要好好休养，不能随意乱跑。有的产妇生完没几天，就出远门，汽车、火车、飞机上都有空调，寒气进入还没愈合的骨缝，很容易落下病根。

再有，不要长时间看电视和看书用眼，所谓久视伤血，尤其气血薄弱者，否则会落下病根。可适量活动，不可做大量运动。现在流行产后瘦身，在6～8周的器官恢复期，产妇可以逐渐的、慢慢地做一点瘦身运动，不能太猛烈、太频繁，否则会对身体造成伤害。

特别要注意的是，《千金方》上说："凡产后满百日，乃可合会，不尔，至死虚羸，百病滋长，慎之。凡妇人皆患风气，脐下虚冷，莫不由此早行房故也。"此点至关重要。现在的女子气血多薄弱，更要严格守护，产后不足百日绝不可行房，否则导致身体一生多病。很多女性不知病从何来，往往因不知古人教诲，一生懵懂为害良多。

最后，关于哺乳期的注意事项，我们很容易忽视一点：母亲在哺乳时一定要情绪平和，不能发怒。李时珍说："人乳无定性。其人和平，饮食冲淡，其乳必平。其人暴躁，饮酒食辛，或有火病，其乳必热。"看来，乳汁是有益还是有弊，全在母亲。脾气温和，饮食平淡，乳汁也佳；反之，脾气暴躁，酒食辛辣等，或有上火一类的病患，乳汁就性热。这样的乳汁，婴儿食后也会存积下热或其他问题。作为人母，是个非常神圣的职责，绝不可掉以轻心。

6. **男人** 40 **综合征**

现代医学研究认为，无论男女，只要到了年纪就会遭遇激素快速衰退期，这个观点和《黄帝内经》的理论很一致。《黄帝内经》告诉我们，"丈夫八岁，肾气实，发长齿更……五八，肾气衰，发堕齿槁"。男人到了40岁肾气衰，头发掉，牙齿也枯槁，因为雄性激素分泌开始减少。这个年龄阶段的男人处在事业鼎盛阶段，又是上有老下有小的家庭顶梁柱，这时候的男人因为雄激素下降，身体也在走下坡路，心脏衰退容易引起心脑血管硬化等疾病。很多猝死的男性，都是发生在这个年龄段。这种状况我们可以称为"男人40综合征"

因此，男人一定不要给自己太大压力，要学会放松和解压。我诊治过不少有"40综合征"的男性患者，他们大都喜欢什么事情都自己扛，导致压力非常大，因此出现了肝胆、肾脏、心脑血管等疾病。除去压力外，过度应酬也会导致"男人40综合征"，比如会造成肝硬化、高血压、冠心病、糖尿病、肾结石、胆结石等病症。

如果工作压力过大，应酬又过多的话，可能不到40岁的男性就会出现这些病症。我曾碰到过一位三十五六岁的男患者，他是带着氧气瓶来诊室的，究其原因，就是因为工作压力和应酬过度导致。他每时每刻都不能离开氧气瓶，因为他的肺部和肾脏都出了问题。肺主呼气，肾主纳气，这两个器官受伤而导致呼吸衰竭，也就是病在五脏了。还有一位年轻的男患者，他是某个企业的副总，压力大，脾气也急，再加上经常应酬喝酒而损伤了肝脏，等他感到疲劳而去检查时，已经到了肝癌晚期、肝硬化晚期，最后死于肝硬化大出血。

唐代医学家孙思邈说："饮酒不欲使多，多则速吐之为佳，勿令至醉，即终身百病不除。久饮酒者，腐烂肠胃，渍髓蒸筋，伤神损寿。醉不可以当风，向阳令人发强。又不可当风卧，不可令人扇之，皆即得病也；醉不可强食，或发痈疽，或发瘖，或发疮。醉不可以接房，醉饱交接，小者面䵟、咳嗽，大者伤绝脏脉损命。"此话专门针对饮酒应酬多的人，首先提到如果不小心喝多了，速用催吐法使吐出为佳，避免出现酒醉状态，因而导致很多疾病，并可影响终身。饮酒多可以腐烂肠胃，损毁筋骨，并伤神损寿。醉酒后不可以受风，如向阳令人身体发僵。也不可以当风卧下，或用风扇，均即得病；醉后不可多食，会生痈疽，或声音嘶哑，或疮肿等。醉酒饱食后不能行房事，不然轻则面部黧黑、咳嗽，重则伤绝脏腑血脉而丢命。

《千金方》中说："人年四十而阳气自半也。"此期正是人生一大转折，阳气减半，意味着生命活力开始下降，身体必定易出现各种问题，警钟此刻必须敲响！中年男子饮酒者很多，致病者也很多，临床中每多见到胃、肠、肝、胆、胰腺疾病，各种筋骨、关节疾病，甚至癌症，多与饮酒相关；也有长各种疮疡肿物，息肉结石，血管病变，甚至出现各种绝症，让生命机会不再。这些在中年男子已不鲜见，只望嗜酒者能够早日悬崖勒马，以免到时悔之晚矣。

7. 女人七七更年期

女人的更年期 49 岁前后出现，"七七，任脉虚，太冲脉衰少，天癸竭，地道不通，故形坏而无子也。"也就是说，女子是 49 岁左右月经停止，不能再怀孕生子。任脉总任一身之阴经，称为"阴脉之海"，具有调节全身诸阴经经气的作用。在女子具有孕育胎儿的作用。太冲脉是女性生殖机制中的一个独特的调节体系，它的盛衰直接影响到女性生殖功能的旺盛与衰退。它们虚弱衰竭了，女人的生殖功能也就随之逐渐退出舞台。

女子更年期同样不能受凉，吃寒凉食物、游泳、吹空调、过早穿单薄衣物都会让女性身体受寒，吃过多寒凉食物还会导致情绪抑郁。

更年期实际上是个急速衰老期，由于体内的雌性激素会大幅度衰减，女子最明显的表现就是闭经。同时身体各部出现多种不适症状，比如说高血压、胸闷、潮热、盗汗、心情烦躁、抑郁、忽冷忽热、失眠等。这种情况下，最好让中医通过中药调理方式，达到顺利度过更年期的目的。

关于靠吃激素度过更年期而引发的悲剧，我碰到很多。某单位的几位女性，她们因为更年期症状找我诊治。就诊过程中，她们提到一位女同事也在因更年期症状求医，但她没找中医，去找西医开了激素类的药物。这些药物吃了后，她感觉特别好，睡眠、心情、食欲都有很大改善，但使用雌激素有一定的风险，因为有可能导致妇科肿瘤的发生。在我这里吃中药调理的那几位女性，更年期症状很快就减轻了。

生活中，不按时休息、过多的情绪冲突、用脑过度都会对更年期有影响。熬夜会让情绪不稳，因为不按时睡觉会让气血失调，第二天胃口也不佳。吃辛辣刺激、油腻、高蛋白食物，也会让情绪暴躁，从而对更年期造成影响。夜间是人体的修复阶段，晚上应该少吃一点，安静一些，不要有过多的激烈运动；吃得过饱也会让情绪特别差，而且也影响五脏六腑的功能，气血瘀滞，不利于睡眠和安养气血。适当地晒太阳、进行体育锻炼、和朋友聊天散步，都会对平稳度过更年期有帮助。

8. 男人八八更年期

男人既然有生理期，那么有没有更年期呢？答案是肯定的。

前面我们知道，男子"五八，肾气衰，发堕齿槁"；再往后走就是"六八，阳气衰竭于上，面焦，发鬓颁白；七八，肝气衰，筋不能动，天癸竭，精少，肾藏衰，形体皆极；八八，则齿发去。……今五脏皆衰，筋骨解堕，天癸尽矣，故发鬓白，身体重，行步不正，而无子耳。"这时候肝气衰弱，精气不足，头发牙齿都掉了不少，脏腑功能均已衰退。由此看来，男人的更年期是 64 岁，这时候雄性激素分泌明显下降，人的体力和智力也开始下降，身体趋向极速衰老期。

男女更年期症状复杂不定，常被称为自主神经功能紊乱，出现多汗、头痛、失眠、抑郁、烦躁等症状。关于女人怎样度过更年期的知识，我们掌握了很多，但男人怎样度过更年期，很多人都不清楚。

更年期的男人雄性激素下降，心情也比较郁闷，会喜怒无常、胡思乱想、神经过敏，这些问题都是因为更年期引起。这个阶段的男人因为睾丸功能退化，性能力下降，也会引起心情不佳。临床上，我遇到不少更年期的男人，他会询问能否增强性能力。其实从身体健康角度，更年期的男人节制性生活才是最健康的养生之法。

怎样顺利度过更年期呢？首先要保持良好的心态，学会控制自己的欲望，多做一些有益身心的运动，发展自己的兴趣爱好。比如进入老年大学学习技能，做健身操、打太极拳、练太极剑都是不错的选择。其次，要从饮食上进行调养。人老了阳气会越来越少，生冷食物就不能再吃了。生冷食物就是低于体温的食物，因为体温才是消化吸收运化食物的最佳温度。老人体内阳气不足，吃下生冷食物必须调动自身阳气来消化，久而久之，体内的阳气会越来越少。另外，辛辣刺激性食物也不能吃，它们具有发散性，也会消耗体内的阳气。最后，可以找一位有经验的中医进行调理，通过改善体质的方法延缓衰老。

第二章　养生老少不同

不同年龄段，养生侧重点不同

我们人的一生漫漫几十年，从嗷嗷待哺的婴儿到生机勃发的青少年，再到成熟稳重的中壮年，最后是白发苍苍的老人，每个阶段的身体状况都不一样，养生的侧重点自然也不一样。掌握各个阶段的生命密码，用不同方法保养呵护身体，才能尽享天年。

1. 要想小儿安，三分饥和寒

现在的物质生活不断改善，人的身体却并非越来越好，而是显得越来越不尽如人意。在临床上我发现，有时候一家三代来看病，老人的脉象反而比儿孙的要壮，气血和体质也比儿孙的要好得多。

孩子身体为什么这么差？很多时候和家长的不当养育有关。在"胎前产后需养生养心"一节，我详细讲解过胎儿期和哺乳期的注意问题，尤其是哺乳期事项需要大家再次注意。

有些家长看了国外的育儿书，坚持将孩子用母乳喂养到两岁，我察了一些妈妈的脉后，劝她们停止这种做法。因为她们的脉搏和情绪都很差，气血薄弱，自身都不健康，奶水自然不健康。用有毒素的奶水去喂养孩子，孩子不仅得不到什么营养，吃了后还会产生各种不适，尤其是会影响孩子的心理健康。母乳喂养到两岁的西方观念在多数中国家庭不适用。其实喂奶时间控制在一岁以内最好。古人认为，孩子断奶后应该尽早接触米面粮食，这些食物对胃肠道的发育和脾胃的强壮很有益。

孩子出生四五个月后可以添加辅食，古人认为稀粥最适宜，明代医学家龚廷贤认为：六个月以后方能哺喂稀粥。一周岁以前切不可喂以荤腥和生冷食物，否则令儿多疾苦。待二三岁后，小儿脏腑稍壮，才可让其吃些荤腥食物，若到五岁后吃，则最好。他还提到：欲使小儿永无杂疾，应大忌鸡肉，绝妙。古人认为鸡肉是发物，对很多人都不适合，所以脾胃弱的孩子不适宜吃。宋朝医书、中医儿科的奠基之作《小儿药证直诀》提及："小儿多因爱惜过当，往往三两岁未予饮食，至脾胃虚弱，平生多病。"意思说，养孩子时因为太爱惜了，喂奶到了两三岁都不给添加饭食，导致脾胃虚弱而多病。小孩半岁后，可以熬陈米稀粥吃，十个月后吃稀粥烂饭，这样能让孩子健康成长少生病。

中国传统道家养生文化经典《乳哺论》提到："乳后不得与食，哺后不得与乳，乳食相并难以克化，大则成癖，小则成积，疳气自此始矣。"意思是喂奶后不能吃食物，吃了食物后不能喂奶，因为小孩脾胃弱，两者在一起难以消化，会引起疾病。疳气就是饮食不当引起的疾病，它的表现是形体消瘦、面色差、食欲不振、消化不好。

金代医书《儒门事亲》里有句话："今人养稚子，不察肠胃所容几何，但闻一声哭，将谓饥号，急以潼乳纳之儿口，岂复知量，不吐不已。及稍能食，应口辄与。夫小儿初生，别无伎俩，唯善号泣为强良耳！此二者，乃百病之源也。"意思是，现在人养孩子也不管他的肠胃能容纳多少食物，只要孩子一哭就认为他饿了，马上喂奶，一喂再喂导致孩子吃得太多而呕吐。等到孩子稍微能吃食物了，也不断喂养。要知道，初生的孩子不就是每天哭吗。一听到孩子哭就喂，喂到孩子吃得吐才停，这两点就是百病之源。

《黄帝内经》讲"饮食自倍，肠胃乃伤"。这种情况，小儿最为多见，因其脾胃较成人为弱，饮食堆积导致心烦易哭、手足心热、腹胀腹痛、腹泻便秘，甚至面黄肌瘦等。经常饮食过量，或吃油腻肉类，还可影响气血流通，生疮痈疖肿、痢疾、痔疮等疾患。

有一个小患者，他从三岁开始就发烧，平均一两个月发一次高烧，一直烧到七岁。而来诊，问时才知道，他的妈妈把孩子喂得太饱了，几乎顿顿鸡鸭鱼肉。小孩的生理特点是稚阴稚阳，其机体柔嫩、气血未盛、脾胃薄弱、肾气未充、腠理疏松、神气怯弱、筋骨未坚，也就是一个薄弱不完善的状态。大人吃多了都会生病，何况脾胃不足的孩子呢？孩子吃太饱太好，会使脾胃更差、肺气更虚、身体更弱，容易发生肺胃的疾病。比如发热，甚至高热不退会使肝气太旺导致抽搐。小孩寒暖不知道自调，饮食也不知道自持，因为他年纪小不知道节制，所以外受风寒、内伤饮食的情况时有发生。我让那位母亲调整了孩子的饮食，再经过中药调理，孩子的身体很快就恢复了健康，此后很少发烧生病。

还有一个孩子，是一个断奶不久开始吃辅食的孩子。家长加了辅食后，每天晚上睡前给孩子喂一次奶，发现孩子夜里睡不踏实，爱出汗、闹腾。睡前要不要加顿奶，这要看具体情况，胃口好的孩子，喂过奶后，可以踏实睡眠；胃口差的孩子，如睡前喂得饱饱的，脾胃消化起来比较吃力，他怎么能睡得好呢？自然会出汗、闹腾；有的孩子还流口水、眼睛闭不上、咬牙，都是脾虚的表现。这样的情况也常见于三岁以后的孩子，有的父母知道晚上不该给孩子喂奶，但老人坚持睡前加一瓶奶，导致孩子睡不踏实。孩子吃得太饱，胃撑得难受，气血忙着运化食物，导致无法安睡，久而久之，孩子还会脾气暴躁。现在多动症的小孩很常见，他们爱乱动，精力不集中，不能安安静静坐下来，还有的面目或眼睛还不断抽动。这种情况很多和饮食不当有关，有的属于脾胃虚弱，孩子吃得腹部堵塞，坐着难受才会不断动弹。

有一位家长给半岁小孩的辅食是胡萝卜泥，结果小孩满脸湿疹还腹泻。前面谈到养生家龚廷贤建议给半岁多的孩子可加稀粥，等他肠胃适应后，到了一岁左右再增加蔬菜汁。水果更要少吃。这只是针对一般小儿，现在脾胃弱的小儿很多，故要根据小儿脾胃及生长情况，较弱的就要以米糊、面糊为主，可养脾胃促生长。到了两三岁后脾胃渐渐强壮，再逐渐地加点蛋或肉。孩子从小伤了脾胃就没有机会挽回，难消化的辅食宁愿加得晚一点，也不能加得过早。过去的人经济条件不好，孩子不吃肉蛋奶倒非常健康。因为肉蛋奶这些高蛋白食物不像田间的稻子、麦子，长时间接受太阳照射，阳气充足。而高蛋白食物属于阴性食物，吃多了会阳气不生、阴气太盛，并助虚火，而易生病。

很多孩子发烧也是因积食而来，比如吃饱后路上遇风，回家后就出现发烧；还有吃得过多、过好、过油腻也会引起发烧。还有一些孩子得咳嗽、哮喘、过敏性鼻炎、皮肤病等都与饮食关系密切。

有一个三岁孩子，晚上常咳嗽，持续了一个多月也不见好转。我发现孩子的舌苔很腻，这是积食严重的表现，他的脉搏也显示体内积食。我一问父母才知道，小孩上幼儿园吃了一日三餐，回到家里还不停地吃，比大人吃得还多。这种吃法，小孩的脾胃能受得了吗？中医学的五行相生理论认为培土生金，脾胃属土，肺属金，脾胃壮则肺壮，脾胃弱则肺弱。孩子脾胃受伤后，土不生金或母病及子（脾为母，肺为子），肺自然也受伤，所以会夜间咳嗽。再加上孩子夜间又吃了寒凉的水果，"形寒饮冷则伤肺"，吃了凉的东西就伤肺，也会导致咳嗽。

孩子的饮食方面要适当控制，穿衣方面也要注意。古人认为初生婴儿穿老人的旧衣可以长寿，这虽是民俗观念，但从科学角度上也不无道理。因为旧衣服宽松柔软、透气性好，对婴儿皮肤不会造成刺激，也便于婴儿舒展身体。

明代医书《育婴家秘》中提到："养子须调护，看承莫纵弛。乳多终损胃，食壅即伤脾。被厚非为益，衣单正所宜。无风频见日，寒暑顺天时。"意思是，乳汁喂多了会损胃，食物吃多了会伤脾；穿得太厚并不好，穿单薄些反而适宜；没风时要去晒太阳，寒热要顺应天时。

孙思邈要求小孩穿衣"勿用新棉，特忌厚热"。棉花不要用新的，特别忌讳厚热，小孩穿旧棉袄就行了。孙思邈在《千金要方》一书中也告诫我们："小儿始生，肌肤未成，不可暖衣；暖衣则令筋骨缓弱。"太暖和的衣服会让小孩筋骨不强健。

到了气温降低的秋冬季节，家长也不要一下给孩子穿很多衣服。中医认为："薄衣之法，当从秋习之，不可以春夏卒减其衣，则令中风寒。从秋习之，以渐稍寒，如此则必耐寒。"强调了薄衣的习惯应从秋天开始，慢慢适应，循序渐进，到冬季再略加衣服，才可以耐寒。

古话说："要想小儿安，三分饥和寒。"饥是说竭其饮食，寒是适其寒暖，不要吃太饱，也不要穿太暖，只有达到三分饥和寒，孩子才能健康生长。人一生的气血基础就在儿童时代奠定，不光饮食穿衣，用药也要十分慎重。

很多家长为了预防小孩生病，常给孩子吃一些预防性药物，很多药物的成分不利于小孩，尤其是清热解毒的药物会对脾胃及身体造成伤害；另外孩子乱吃药物，气血还会越来越薄弱。而适当饮食的方法、按季穿衣、保证睡眠、培养性情，都可以让孩子身体健康。

以上讲了孩子如何喂养，那么孩子生病了如何处理？以及还要注意什么呢？

有些孩子一发烧，家长就喂抗生素，其实，发烧在38.5℃以内不要吃任何的药物。假如孩子受凉了，可以给孩子喝加红糖的姜葱汤，或者将老葱碾碎在手里搓热然后在孩子身上揉搓出汗，就会立即痊愈。如果孩子烧得过高可以到医院稍微处理一下，或者是稍微吃点退烧药，不使烧得太高，以免引起抽搐就可以了，让孩子自然出汗才是最好的退烧办法。实际上，发烧并不是一件坏事，而是排除邪气的一个正常途径，也是身体免疫系统健全的正常反应，如果急急忙忙就把发烧压下去，反而使身体大受伤害，邪毒不得消除，必遗留后患。

小孩有时候会伤食、呕吐、腹胀，大便酸臭，也可以饮用姜汤。因为姜汤助消化、强健脾胃。小孩腹痛，大都是因为积食或吃了寒凉食物，生冷的水果并不适宜脾胃虚弱的孩子，如果要吃水果的话，可以加温后给小孩吃一点。

有的孩子不想吃饭，可以用陈仓米养胃。新米生发之气太旺，气血薄弱的人或者体质差的人吃了后容易发病，会出现发热或引发旧病等。陈仓米很长时间储存在室内，生发之气变得很柔和，不会对身体造成不良影响。同理，我们有些中药也爱用一些陈的，比如说二陈汤中的陈皮，还有半夏也要用陈半夏，这种陈药的治疗效果反而胜于新药。

小孩身体易虚易实，身体容易患病也容易治疗，因为他天性纯粹，不像大人生病还有很多情绪因素导致。但因为小孩生机勃勃，他的身体状况也会随时起变化，可能上午还生病，下午就好了。如果家长着急用药，反而对孩子身体有损，所以遇到小孩生病一定要多观察，不能乱用药、多用药而给孩子造成不必要的损害。

除去饮食、穿衣、用药外，孩子的睡眠问题也是重中之重。新生儿每天大约需睡 20 个小时，2 ~ 4 个月需要 18 个小时，6 个月需要 16 个小时，1 岁需要 14 个小时，2 ~ 3 岁需要 12 个小时，儿童需要 10 个小时左右。睡眠不足对孩子的生长发育都有影响，睡得太少不对，睡得太多也不对。我曾经诊治过一个读小学的孩子，他被诊断为"发作性睡病"，就是经常睡觉，不论时间地点。把脉时，我发现他情绪很差，心理负担非常重，一问家长才知，父母管教很严，每天强迫孩子做作业，甚至打骂，让孩子产生了极大反感，为了保护自己，从而逐步形成了发作性睡病。经过沟通，配合中药，孩子很快恢复正常。

对小孩的教育也不可忽视。我身边有很多孩子，从小学习《弟子规》等传统文化书籍，性格都很温和懂事，能尊敬长辈，团结同辈。没有接受过传统文化教育的孩子，往往个性比较自私，会排斥他人。我们从小给孩子好的引导，让他学习古圣先贤的文化，这样的孩子会越来越聪明懂事，也会拥有言行端正、诚实待人、勤劳简朴等美德。

2. 青少年要"减法养生"

庄子曾说过一句话，意为人可怕的就是衣食饮卧间不知恰如其分。道家推崇道法自然，大道至简。大道很简单，其中包括别吃得太复杂，也别吃得太好，更别吃得太饱，遵循身体最自然的规律。青少年不是在读书就是在工作，很多人每天拼搏努力，为梦想奋斗不息，但往往忽视了健康。

青少年应学会"减法养生"，去除学习生活中不必要的东西，比如过多、过营养的饮食，一些并没有多大用处的特长班，过重的学习工作负担等等。

首先，饮食需清减。

我们老一辈人物质条件匮乏，吃的主食是玉米、高粱，蔬菜也是最普通的胡萝卜、白萝卜、大白菜，但吃惯粗茶淡饭的我们身体却很好，而现在营养充足的青少年却很容易生病，很大一部分原因是因为饮食过于丰富、营养过剩造成的。

现在年轻人的脉搏常常又细又紧，是比较差的脉象。我诊治过一个美籍华人小伙子，他虽然人高马大，但脉象很细，身体也容易感到疲劳。他的饮食习惯很西化，吃肉、吃水果、吃维生素，而他的脾胃差，阳气不生发，还吃这么多难消化的肉类和寒凉的水果，自然会对身体造成影响。可见营养越好未必越健康，很多人胡乱吃营养品、保健品，导致身体出现各种状况，脉象中不是有虚火就是脉搏沉重。再加上国内的青少年课业重，睡眠往往不足，家长为了给孩子补身体又给他们吃大量肉蛋奶，导致他们脾胃和气血大受伤害，脉搏也会又细又弱。

有的孩子过早进入青春期，出现月经提前、性早熟这些情况，这和过于丰盛的饮食不无关系。太多肉蛋奶会让人体虚火上升，再加有些圈养动物吃了含激素的饲料，这些激素再被人体吸收而催化人早熟，自然会导致孩子学习精力不集中，早早去谈恋爱。还有的孩子早餐吃了鸡蛋后就头晕，上课时发困，因为他们脾胃不强壮，吃了难消化的鸡蛋后，气血都去脾胃运作消化，自然没有足够的气血去帮助他学习。对于这一类脾胃较弱的孩子，可以早餐稍微清淡，在一天中的其他时间再适量补充鸡蛋牛奶等含蛋白质的食物。

其次，学习和工作应减负。

不少家长给孩子报了五花八门的特长班，孩子放学或周末都得不到休息，在各个特长班中疲于奔命，身体也越来越不健康。很多家长和我聊天时都感慨，回顾过去，其实给孩子报的那些特长班并没有多大用处。如果孩子没有某方面天赋，与其学钢琴学芭蕾，不如去学传统文化，去看孔孟老庄的经典书籍。传统文化会给我们受益终生的智慧，改变我们的不良习惯，给我们品德上的成长。

青年人努力工作是好事，但过度劳累让身体受损则成了坏事。我曾经诊治过一个女患者，她才三十多岁，雌激素水平却和绝经期的女性一样低，甚至不来月经了。她是因为考研究生用脑过度，而导致了身体出现状况。我还诊治过一个 28 岁的青年。他是南方一家知名企业的副总裁，担子很重，工作也很拼。当他因身体感到疲劳去看病时，才发现自己已身患晚期肝癌、肝腹水，他到北京求诊于我时已是病入膏肓，我也没有回天之力。他临走前，对我说了一句话："假如让我重新活过，我只要有一个小院子，每天和家人在一起，种种菜，收拾收拾地，我就心满意足了。"他最后病逝于肝硬化大出血，我们所有人都替他惋惜。我想劝劝现在的年轻人，努力工作可以，但不可以玩命，只有把身体照顾好了才能更有所担当，工作前也要先掂量好自个儿的分量，没有金刚钻就别揽瓷器活。

像上面两位患者的情况，也已经是见怪不怪了，这种不幸的案例越来越多，近两年30岁左右猝死、过劳死的时有发生，很值得我们思考。如今，早衰的年轻人也越来越多，他们肾脏虚弱，导致皮肤发黑，早早就起了老年斑，头发早白脱落，牙齿病多，其实都是可以防止的啊！

青少年应该是生机勃勃的人群，而不应该过早出现早衰现象，要把控好青春时节，学会"减法养生"，把自己培养成朝气蓬勃的栋梁之材。

3. 中年人切勿强支撑

中年人是社会的中流砥柱，他们思想和社会经验成熟、阅历丰富，但很多中年的社会精英都处在身体透支状态，中年期成了疾病高发阶段。

为什么人生病往往从中年开始呢？《黄帝内经》告诉我们："四十岁，五脏六腑十二经脉，皆大盛以平定，腠理始疏，荣华颓落，发颠斑白，平盛不摇，故好坐。五十岁，肝气始衰，肝叶始薄，胆汗始灭，目始不明。"人到 40 岁，脏器都已经平定，也开始逐渐走下坡路，腠理比较疏松，头发不再有光泽，开始掉落，鬓角也慢慢斑白，身体由盛到衰，喜好坐着，不像青年人好走好动。这还只是前奏，到了 50 岁才真正进入走下坡路阶段，肝气衰减，胆汁汗液减少，眼睛也开始不明亮了。所以到了中年，人很容易患病，因此更要关注养生。

东晋葛洪的《抱朴子》里提到："才气不逮强思索。力量不胜强支撑。伤也甚矣。"强思索和强支撑都会让人生命打折，寿命缩短。很多中年人都是在强思索和强支撑，也就是在透支生命，比如强迫自己挑起工作重担，为了工作彻夜加班，为了应酬去喝得酩酊大醉，因为加班、饮酒引发疾病、猝死的情况不可枚数。

中年人不要强支撑，更要学会克制自己的欲望。有人追求美食，有人追求名利，有人追求美色，不知适度，最后的结果往往是后悔莫及，不光损伤了身体，甚至会沦落为阶下囚。

我认识一些成功企业家，他们因为少年时期在农村长大，从小饮食匮乏，所以有钱了立志要吃好喝好，顿顿都是山珍海味。结果要么吃出了高血压、脂肪肝，要么吃出了心脏病、糖尿病、胆囊息肉和胆结石等疾病。

我在养生男女有别一节提到，女性最重要的养生关键就是保暖，不能让自己受寒，中年女性更应注意。有些中年女性爱美，哪怕冷也强支撑着去穿短薄露的衣服，春天乍暖还寒时就穿低胸裙服或丝袜，夏天光脚穿凉鞋还爱吹空调，这样很容易受风，导致伤肾而引起身体早衰。

有的中年人关注养生，但方法错误，比如他们去吃大量补药，导致脉搏又沉又紧，气血不流通，还有人吃补药吃出了癌症。而子女因为孝顺父母，给患了癌症的父母买人参和黄芪补身体，或者买鱼虾等发物让父母食用，结果加速癌症转移。这样的例子真是不少，其实人到中年，不应该吃补药而应该多吃素，因为肉食会给人身体带来过多负担，对气血有伤害。我基本吃素以来，觉得身体越来越好，精力越来越充沛，脑子也越来越好使。

中年人面临身体的盛衰分水岭，很多疾病都是在四五十岁后出现，这个阶段可以说是养生的承前启后阶段。中年人如何学会正确养生，可以参考明代养生大家龚廷贤的一首养生诗："惜气存精更养神，少思寡欲勿劳心。食惟半饱无兼味，酒至三分莫过频。每把戏言多取笑，欢乐惬意莫生嗔，炎势变诈都休问，任我逍遥度百春。"这些简简单单的话，就是养生的秘诀。

4. 老年人学会七招，可享尽天年

如今长寿的老人比过去增加，但健康的老人却在减少，因为老年人的疾病增长率非常快。老年人气血衰弱，脏器衰竭，代谢能力非常差，疾病来了难以抵抗，不像年轻人免疫力强。

《黄帝内经》说："六十岁，心气始衰，苦忧悲，血气懈惰，故好卧。七十岁，脾气虚，皮肤枯。八十岁，肺气衰，魄离，故言善误。九十岁，肾气焦，四脏经脉空虚。百岁，五脏皆虚，神气皆去，形骸独居而终矣。"

身体衰弱的老年人是否难以养生呢，其实并非如此。老年人养生只要做到以下七点，就可以享尽天年：

其一，不能吃得太营养。

老年人生病的很多原因恰恰因为太关注营养了。有的老年人退休后，不需要继续进行工作，生活安逸，反而还不断加强营养，子女也给老年人买一堆好吃的，这不是在给脾胃增加负担吗？要知道，身体进入衰竭期后，脾胃能力最早开始下降。

我曾经治一位80岁的老人，他患有糖尿病、高血压，还有胆囊炎。由于胆囊炎让他疼得整夜睡不了觉，整天坐卧不安，但因高血压和糖尿病让他没法手术。我用中药给他治愈后，告诉他不要担心没营养而多吃肉蛋奶，你本来就胆囊炎，可以说胆囊功能几乎丧失，肉蛋奶如何消化呢？这位老先生过去无肉不欢，脾气也很暴躁，减少肉蛋奶后，脾气也好了很多，身体也越来越好。

其二，不能吃生冷。

有的子女为孝顺老人，给老人买很多水果，而水果属于生冷，对老人身体的伤害非常大。年轻人吃了太多生冷水果都会伤脾胃，何况年纪大了还在吃，脾胃能不受伤吗？有的老人就是因为水果吃太多，脾胃受损，一身长满又红又痒的疹子，彻夜难眠，痛苦不堪。

明代名医龚廷贤在《寿世保元》里说过，人们知道用饮食来养生，却不知饮食失调也能损害身体，所以适当的调和饮食能防患于未然，凡是饮食无论四季都应时常温暖脾胃。中医有春夏养阳的说法，因为阳气在外，体内阴寒比较多，外面越热，体内的阴气越容易存留，所以更应该食用温暖的食物。

其三，晚上更应该少吃喝。

晚上消化能力差，脾胃已经停止工作，吃得少和清淡才好消化，才能睡好觉；晚饭多吃会不消化，会让脾胃受到损伤。老年人不饿可以不吃，或者喝点粥，不要吃得太晚，要细嚼慢咽，也不可饮水太多，这样晚上才能睡好觉，身体才能得到很好的修复。

很多人经我调理前，睡不好觉，有的夜间起来排尿多次，早晨都不想起床，浑身懒洋洋的，四肢沉重，眼皮抬不起来。调理后晚上注意饮食，睡眠质量明显提升，不再起夜；早晨起床后很精神，四肢也轻松，眼睛变明亮。这是因为脾胃功能好了，湿气去了，身体不再沉重倦怠，精神被焕发出来；肾也强壮了，收藏功能好，晚上不起夜，深睡眠使身体得到大修复。

其四，不能饱食大饮。

《黄帝内经》提到过暴饮暴食的害处："因而饱食，筋脉横解，肠澼为痔。因而大饮，则气逆。"痔疮、肠息肉这些肠道毛病很多都因为饱食引起，突发性脑出血、高血压、心脏病都是因为气逆引起。

很多人吃饱了会出汗，尤其是夏天难免吹空调或风扇，但出汗后毛孔全部张开，如果再吹空调或风扇会让冷气风邪侵入，容易引起手足麻木、行走不利等状况。

特别饿时，更不能饱食大饮。孙思邈在《千金要方》中提到："饱食过多，则结积聚；渴饮过多，则成痰澼。""澼"是中医的一个病名。所以我们要大渴不大饮，大饥不大食，避免造成气血失常，引起暴病而不能救治。

其五，吃完饭不可卧倒和剧烈运动。

《寿世保元》说：养生之道，不欲食时便卧及终日稳坐，皆能凝结气血，久即损寿。常言说："流水不腐，户枢不蠹。"我们吃完饭稍候，可以用手按揉腹部数十遍或数百遍，记住要来回转着圈揉，揉完腹部后，再仰面呵气数百口，缓行数百步，使食物得以消化。吃完马上卧倒会让人患肺风、头风和中焦痞满。肺风是肺部的疾病，头风指的头部疼痛，中焦痞满是因为肠胃不通而导致的胃肠道疾病。

我们吃完饭后适度动动能消化食物，但不能做跑步、登高等剧烈运动，因为会导致脏腑损伤。有的老人吃饱后脾胃胀满，气血根本不通，稍有闪失，身体不能配合发力以护持，很容易导致骨折，而且骨折的程度会很严重。饭后可适当散步。

其六，心态应平静如水。

孔子说"六十而耳顺。七十而从心所欲，不逾矩。"告诫我们，老人已经风风雨雨几十年过去，应对世态炎凉泰然处之，一切看淡，不再计较。

龚廷贤的《寿世保元》强调"老者安之"。做事要量力而行，哪怕是陪同客人赴宴席之类，也不要勉强，在家中款待宾客尤其要注意，老年人绝不可因烹饪备宴之事而过于劳累，并且称之为"衰年之戒"。老年人忙于自制菜肴待客，不但可能因过于劳累而致病，严重者甚至可能造成猝死。龚廷贤还说，老年人应当"悠游自如，清心寡欲"，不再为成败得失或儿孙之事而苦心劳神，力求做到"举念浑无去取，家之成败开怀，尽付儿孙。"即使"子孙不能称意"，也不可忧愁恼怒，只当安命持守，闭门端坐，颐养天年而已。不可贪饕责备，反生恼恨，自速其寿矣。

也就是说，无论从外在行为还是内在心境，老人都应该保持平静，悠游自如、清心寡欲、心情宽容。有些老年人得了癌症，有的人得知后吓得心惊肉跳，最后很快就病逝了；有的人却不以为然，以淡泊豁达的心情去看待，结果经过治疗后痊愈。可见良好的心境对健康有巨大影响。

其七，治病时要慎重。

老年人血气很衰，脏器很薄弱，经络功能不够强，像年轻人那样用药、用针、用灸难以承受。有的老年人病急乱投医，乱吃药，反而越治越严重，越吃越严重，所以老年人在治病时，应该多观察。

现在空气污染、装修污染、食物污染本来就很严重，如果再出现种种情绪问题，自然容易生病。身体爱出毛病的人，体弱的人，每年换季时、情绪遭遇大波动时、身体感到不适时，都可找有经验的中医进行调理，让身体得到修复保养，及时排除体内的垃圾毒素，使气滞血瘀状态能得以疏通，令自己处在一个最佳状态，从而达到享尽天年的目标。

第三章　养生因天之序

养生跟着太阳走

中医里常说"气血"，实际上气指的是宇宙的大气，也就是阳气。中医认为生命和宇宙合一，我们每天的生命活动靠的就是这种宇宙中的阳气。阳气推动人体所有生命活动的运转。《黄帝内经》认为，人体运行应该与自然界阳气的昼夜变化相一致，正如《素问·生气通天论篇》所言："故阳气者，一日而主外，平旦人气生，日中而阳气隆，日西而阳气已虚，气门乃闭，是故暮则收拒，无扰筋骨，无见雾露，反此三时形乃困薄。"人体只有正常作息，才可以身体健康。

养生因天之序的意思很简单，就是在从早到晚的生命活动中，我们必须遵循天道的变换。

1. 平旦人气生

"平旦人气生"，平旦指清晨3～5点，也就是五更。人的阳气在五更天生长，我们可以在5点以后起床，开始一天的新生活。很多人在这个时刻觉得没睡醒，不愿起床，他们大都因为阳气不足，所以精神不振奋。还有一部分老年人早早醒了，因为气血太薄弱，导致睡眠时间很短。

有些老年人习惯早起晨练，这其实很不安全，因为我们经过一夜的睡眠，气血流动速度很慢，起床后气血还不那么充足，运行得不那么好，心脏跳动的力量也没那么强，所以很多人不适合早起晨练。我们单位曾有一位退休干部，60多岁，每天早晨都去跑步，有一天早上，跑步回来，倒在半路上，不能言语，人们一开始还以为是低血糖，拿来吃的被拒绝，后马上送到急诊室，几分钟就停止了呼吸，是心脏骤停。其平日身体还不错，可是早晨跑步却使他丢了命。如若在寒冷的冬天，这种事就更不鲜见了。因此，晨练对于上岁数的人还是尽量稳着点，做做操，或轻松点的运动比较妥当。

比起清晨，最佳的锻炼时间是上午。此刻太阳高升，人体的阳气也生发得比较多，锻炼时可以由慢到快。老年人不适合做剧烈运动，健康的年轻人做剧烈运动前要先做热身，因为此刻人体都没完全舒展，全身的气血和它所带动的五脏六腑、四肢百骸都没有完全运行起来。热身可以避免身体各部的应激损伤。

一位内蒙古来的60来岁妇女，说每天上午9点钟左右头晕、眼睛迷糊、恶心、腿软、乏力，我一听就知道了是怎么回事，问起早饭，8点钟吃饭，吃油条、包子、烧卖、鸡蛋饼、喝豆浆、牛奶等轮流食用，她本身有高血压、糖尿病、脑梗死等，察脉证实其脾胃、肝胆负担都很重。是一个典型的营养过剩疾病，脾胃和肝胆这些消化器官都受到了伤害，心脑血管功能也受到了伤害，早晨这么油腻难消化的饮食怎么承受得了，故出现了这些脑缺血症状、脾胃损伤症状以及累及全身的症状等。

对于体弱的人来说，早晨气血根本不够用，用什么来消化丰盛的早餐呢？中医认为人是一个整体，消化食物不光需要胃，还需要全身的气血来配合，需要五脏六腑来运作。气血不够的情况下，吃下过多的食物完全是给身体增加负担。

我们说"一日之计在于晨"。无论是晨练还是早餐，我们都要分外注意，如果不遵循天道，不考虑人体的气血运行，一天的健康状况都会受到影响。

2. 日中而阳气隆

"日中而阳气隆。"这句话的意思是，中午时分阳气最旺盛。

人体的气跟宇宙之气协调统一，在这个人体气血最旺盛的时候，午餐可以吃得比较丰盛，当然也不能吃太饱。很多人一天都在办公桌上工作，吃七分饱比较合适，大鱼大肉会给肠胃很大负担，不如菜中配点炒鸡蛋或肉或豆制品等，当然还要注意以主食为主。由于消耗不大，自然要给肠胃一个轻松舒适的环境，这样气血也会运行得比较好。

午饭后要稍事歇息，然后最好睡个短短的午觉，但中午这觉不可过长，一般在半小时左右比较合适，如果睡得过久也不是好习惯，易损伤身体的阳气，因为在阳气正隆的时候身体也要与之相应，不要睡得太多，否则也会造成气血的不和谐。如果没有时间睡觉，饭后可以闭着眼睛安静坐会儿，也是很好的养生方式。有些上班族会利用午休时间做运动，切记一定要在饭后半小时后开展，而且只能做轻中度运动。如果要做激烈运动，一定要等食物消化得更彻底时才可进行。一般要在饭后 1 ～ 2 小时比较好。

在阳气隆甚的下午，人们的精力会非常旺盛，这个时间段适合工作、参加活动和进行锻炼。这个阳气很足的时候，可以晒晒太阳，在阳光下散散步，都有助于身体健康。要是盛夏季节，就要注意不可在强烈阳光下活动，一则可引起皮肤晒伤，二则对气血也不利。讲究的是和谐、中庸。

3. 日西而阳气已虚

"日西而阳气已虚，气门乃闭。"太阳下山，气门关闭，这个时辰叫日入。日入指的是 17 ～ 19 点的酉时，又叫日落、日沉、傍晚。

《黄帝内经》上说，"气门乃闭，是故暮则收拒，无扰筋骨，无见雾露，反此三时形乃困薄。"这句话的意思是，气门闭了后，阳气已经内收了，我们就不要活动筋骨了，也不要在有雾露的时候去活动，如果不按照早、中、晚的规律去做，身体就会越来越薄弱。

很多人在晚上做运动是为了消化晚餐，晚上的运动实际上是不合理的。阳气都闭住了，根本没有气血消化食物，运动还要消耗气血，这实际上是一件得不偿失的事。

晚上是安静休息的时间，古人将一夜分为五个时辰，也就是五更，一更等于两个小时。

一更天是晚上 7～9 点的戌时，又叫日夕、日暮、日晚。此时太阳落山，天将黑未黑，万物都已入静，这个时候不宜做运动，可以在家聊聊天，看看电视，做些轻松的活动。

二更天指的是晚上 9～11 点的亥时，叫人定，又叫定昏。此时夜色已深，人们都停止活动，进入安静睡眠。老年人和身体弱的人在晚上 9 点钟就应该准备睡觉了。

三更天指的是晚上 11 点到凌晨 1 点的子时，是夜色最深重的一个时辰。这个时候万籁俱寂，如果 11 点还不睡或者 11 点才睡，对身体的损伤会很大。因为子时是最养气血的时辰，子时的睡眠对全身气血的修复十分关键。天长日久晚睡的话，会发现身体老得快，头发白得早，掉得多，甚至牙齿不坚固、耳鸣头晕等，这都是气血亏损所导致。

四更天是凌晨 1～3 点的丑时，也叫鸡鸣、荒鸡。子时和丑时都应该进入深睡眠，把这两个时辰的觉睡足了，比吃任何食物，用任何保健品都管用。

五更天是凌晨 3～5 点的寅时，也称平旦。平旦就是黎明、早晨，也叫日旦。它是夜与日的交替时辰，鸡开始打鸣，人也逐渐从梦中清醒迎接新的一天，所以说"平旦人气生"。

4. 养生跟着太阳走

大家现在应该清楚每天养生的秘诀了吧？很简单，就是跟着太阳走。

太阳最旺的时候，我们的气血也旺，可以多做些运动，多干点活，多做点事，多吃些东西，这就是天人合一的道理。按照这个规律来完成一天的活动，就能得到老天的照应。很多人生了病抱怨老天不公平，原因很简单，是自己没遵循宇宙的规律。人生之气即宇宙大气，我们不按宇宙的节律来做，倒霉的还是我们自己。

很多文献中，都提到人生之气和天地之气的关系。哲学家庄子说过："人之生，气之聚也，聚则为生，散则为死。"东晋名医葛洪在《抱朴子》中讲道："人在气中，气在人中。"北齐思想家刘子提过："人受天地之气以生。"明初中医彭子益在《圆运动的古中医学》中说，大气为生物的父母，"人的生命始于一吸，终于一呼"。这个说法很形象，小孩生下来一吸气，肺就张开了，然后哭出声来。人离开世界时，最后一口气呼出来，不再能吸进新的气，就断气而亡。

由此可见，阳气是我们生命的动力，我们一定要保护它，而且要遵循宇宙的规律。

5. 养生应从点滴做起

很多人有个错误观念，觉得中午在单位没有好好吃饭，晚上回家应该大吃一顿补回来，这其实和养生背道而驰。养生是一个日积月累的过程，不能说今天为了解馋大吃一顿，明天再开始养生；或者说今天有聚餐就吃得饱饱的，明天再开始不吃了。

带着这种想法，会始终做不好养生，等到疾病找上头了才大吃一惊，后悔莫及。这类情况，我在临床上遇到很多，忽视养生的壮年人，突发脑中风导致半身不遂的，数不胜数。

要知道，我们白天的工作任务，是无法以自我意识为转移的，那我们就更应该管理好自己可以控制的地方，比如饮食和睡眠。有句顺口溜叫"每餐少一口，能活九十九"，如果我们吃饭前都能按照这句话执行，那就是从点滴处做到了养生。

美食人人都爱，但实际上对美食的欲望就那么几分钟，如果因为每餐多几分钟的欲望毁掉几年、几十年甚至半辈子的健康，实在是没必要。所以要养生，首先要学会控制自己的欲望，不要等到疾病缠身才后悔莫及。也有句话叫"美食不可多得"，美食还是要控制的。

"不积跬步无以至千里，不积小流无以成江河。"万事万物的结果都是因日积月累而成，我们的健康，也是如此。

第四章　养生因时之序

顺应时节好养生

《黄帝内经》第二篇为《四气调神大论》，这个"气"的含义很广泛，它指宇宙一切的磁场或信息，是个非常玄妙广泛的概念。很多体弱者到了季节更替时会不舒服，比如春分、秋分、夏至、冬至、立春、立秋、立夏、立冬这几个大的节气变化，有的人头三天就开始不舒服，有的人会病重病危甚至去世，都是因为体内的气是偏的。

中药里也有"四气五味"，四气是寒热温凉，五味是酸苦甘辛甜。"四气五味"用来调节、调整我们疾病的偏寒、偏热、偏温、偏凉、偏虚、偏实等状况。"四气调神"指的是春暖、夏热、秋凉、冬寒，顺应这种气才能使我们的身体、精神、五脏六腑、气血阴阳达到一个最佳状态，也就是说，我们人体一定要跟大自然相应。这叫因时制宜，也就是适应四时。

"四时"指春夏秋冬，古人把时令看得非常重要，也分得很详细，每天 12 个时辰，五日为一候，三候为一气，六气为一时，四时为一岁。我们讲的四时养生，便是春夏秋冬四时养生。

1. 生发之春

《黄帝内经·四气调神大论》提到："春三月，此谓发陈。天地俱生，万物以荣。夜卧早起，广步于庭，被发缓形，以使志生。"意思是春天到来，大地复苏，万物生长，自然界充满了一片新生的景象。我们也比冬天睡得晚，起床早，起来后做一些缓慢的肢体伸展运动，比如披着头发，穿着宽松的衣服，在庭院里慢慢地散步，让自己的精神状态和自然界的缓缓生发之机相适应，这样心情才会十分愉悦。当我们身体的气息和大地、宇宙的气息相符合，我们就会得到天地、自然界的照应，身体自然会健康。

春天是养肝的季节。肝主疏泄条达，即疏通畅达的意思。养生就要配合这种状态，身心调畅，举止得体，话语温柔。

春天穿衣服也有讲究。很多年轻女孩比较爱美，出门会穿束缚胸部的胸衣和紧身服，将身体束缚得紧紧的，甚至晚上也不知道脱下来。临床上，我看过不少这样的女孩，她们找我看胸闷等问题，说情绪压抑、心情郁闷。其实有些并没有病，是穿了太紧的胸衣和紧身服导致。过紧的衣服，甚至可以影响气血疏通，导致高血压。晚上睡觉时，我们要穿宽松的睡衣，脱下胸衣紧身服，给自己身体一个宽松的环境。

如果穿太束缚自己的衣服，会让肝气受伤；如果行为举止粗暴，也会损伤肝气；如果言语尖刻激烈暴躁，就更加伤害肝气了。伤害肝气可以使肝阳上亢、肝气郁滞、肝风内动。导致多种疾病：

高血压、脂肪肝、肝硬化、脑卒中等；女子月经不调、崩漏、闭经、乳房结节等。因为胆和肝互相影响，还会引发胆结石、胆囊息肉、胆囊炎，以及肝胆系统的肿瘤等疾病。在万物生发的春天，我们必须想办法让自己得到生发之气，而不可做出与之背离之事，这样才达到养生的目的。

如果在春天发病，也可以说明身体在上一年没有调养好。因为病根儿潜伏在体内，遇到春天传染病流行，失调的身体就容易患病。"春生夏长，秋收冬藏"，藏指的是藏养之气。冬天没有藏养，会让肾气不藏，到了春天，虚火容易旺。很多春季疾病都跟虚火有关，比如感冒发烧、牛皮癣、桃花癣、麻疹、风疹；严重的还有哮喘、过敏性鼻炎、头晕耳鸣、脑中风等都易在春季发作。

春天发生的皮肤类疾病多数是因为皮肤的疏泄能力不够，无法通过正常的排汗、排毒、呼吸等方式将体内的毒气、邪气疏导出来。这些问题，都和上一年秋冬的不收不藏有关，没有养好肺气、肾气，体内阳气不足，春季的各种疾病就容易找上来。

孙思邈说："春天不可薄衣，令人伤寒霍乱、食不消、头痛。"指出春天不可穿衣单薄，否则易得伤寒病、腹泻不消化及头痛等病。故"春捂秋冻"是正确的。很多人早早就减去了棉服，以致春天感冒发热容易流行，哮喘、过敏性鼻炎也是春季多发，与肺肾不足有极大的关系。由于春天寒气仍易侵犯人体，故腹泻腹痛等胃肠病也易发作；另外，头痛、头晕、耳鸣及脑中风等也与春天肝气过旺有关，亦与秋冬的收藏做得不好有关，而致春天发病。

有一位朋友，他晚上聚会很多，冬季睡眠时间经常在11点后，没有完成冬季藏养的养生任务。一次春天里参加朋友聚会，平时基本吃素的他吃了一两口猪头肉，然后牙痛得非常厉害。猪头肉是发物，肾气不足、虚火比较重的人，吃了后会产生疾病。就像牙痛的这位朋友，平时牙并没有大的毛病，但在生发的春天吃了几块猪头肉，使体内的虚火上升，才导致了牙痛。古代很多养生家是不主张吃猪头肉的。还有一位朋友，春节前蒸桑拿大汗淋漓，春节后发生严重哮喘，险些丧命；由于桑拿大汗对元气的大肆损耗，使肺肾亏虚，稍一受凉，则哮喘大作，非常危险。

很多人春天发病，诱因也许各种各样，但根本原因就是头一年的养生没做好。上一年秋冬不养生，春季容易生病；春季不养生，夏天容易生病，四季养生相互关联，缺一不可。

2. 长养之夏

《黄帝内经·四气调神大论》提到："夏三月，此谓蕃秀，天地气交，万物华实，夜卧早起，无厌于日，使志无怒，使华英成秀，使气得泄，若所爱在外。"意思是夏天万物茂盛生长，天地之气交流增多，植物也开花结果，人们应该夜卧早起，不要厌烦白天太长，让心中不存郁怒，容色秀美，让暑气疏泄，表现出外在的美。很多活动可以在夏天开展，比如短途郊游、旅游、体操、老年人喜欢的广场舞等等，它们都可以让人体出汗、宣泄心气。

春天养生和肝脏相应，夏天养生和心脏相应。长期吹空调不仅不利于夏季养生，还容易导致心脏病。我曾去南方一个城市讲课，电梯里的空调居然调到了16℃，低温环境让人无法正常排汗，对皮肤、对心脑血管、肺脏、对身体各方面都有伤害。夏天室内气温低，我们身体的五脏六腑、气血全都收紧了，一旦出门面对烈日炎炎，身体各部会一下张开，往往人体的调节能力没那么快。一出门一进门，一热一冷，身体被来回折腾，尤其是体弱的老年人和小孩，很容易因此身体受损生病。所以，夏天的空调病非常多，除了关节炎、颈椎腰椎疾病、类风湿，还有各种免疫系统疾病，包括白塞病、干燥综合征等等。如果脖子正好对在空调下吹，就容易导致颈椎病。我们国家倡导启用空调时设置温度夏天不低于 26℃，这其实对人体非常有益。门诊中很多女士都说单位空调太冷，使身体很不舒服，这种情况下，就要自己添加衣服，增加户外活动。

为了抵抗暑热，很多人夏天吃冷饮，会导致脾胃疾病，皮肤病、关节炎、肾虚、抑郁症等等都跟吃冰冻的东西有关。有的患者不解，说自己没有吃冷冻食物，只吃了凉的食物，怎么也会引发疾病呢？中医认为低于体温的食物都是应该少吃的，人体体温是一个最佳的代谢运化环境，低于这个温度的食物就是生冷食物。夏天温度很高，适当吃些水果并无大碍，但如果拿凉丝丝的水果当饭吃，就会给身体造成负担。

另外，冷饮会冰镇人的五脏六腑，让气血凝滞。要知道，吃下去的食物不光进入胃，它也会辐射到心和肺，冷饮的寒气会让身体都变凉，造成心血管的凝滞从而引发疾病。很多心脏病患者，就因为吃了一口冷饮而心绞痛发作，也就是这个道理。

身体不好的人吃了凉食会拉稀，身体好的人不会拉稀，但全身的五脏六腑都要为捂热凉气而做贡献，等于白白消耗了气血。总是吃凉食，情志也很难舒展，会有抑郁状况。

夏天经常待在空调房里，常吃生冷食物，不光有损健康，还会得不到夏天长养的气息，无法完成一年四季的生长收藏。不顺应自然，就不能享尽天年。

3. 收敛之秋

《黄帝内经·四气调神大论》提到："秋三月，此谓容平，天气以急，地气以明，早卧早起，与鸡俱兴，使志安宁，以缓秋刑，收敛神气，使秋气平，无外其志，使肺气清。"意思是秋天的阳气越来越少，阴气渐渐以生，果实成熟，天高气爽。我们秋天应该早睡早起，让精神进入安定状态，用宁静的心情来缓和秋天的肃杀之气。

秋天是养肺的季节。秋天万物萧杀，本身是一个很伤感的时节，中医说忧愁伤肺，到了秋天肺病容易加重。所以我们更要保持平和的心态，让肺气的肃静功能得到很好的维持，否则会伤肺气。为了让心情平和，不要去看悲情的小说和连续剧，多看看一些让人心平气和的文学作品，这样才是顺应秋天的气息养生。

秋天的水果特别多，但这个季节的腹泻患者也很多，不少腹泻都和吃水果有关。比如有的人吃梨后咳嗽非常厉害，因为梨是寒性水果，肺又是害怕寒冷的脏器。过去有一些咳喘病是肺热引起，吃梨还有效果，但现在因肺寒而咳喘的患者越来越多。因为很多人只要咳嗽，不分是肺热咳嗽还是肺寒咳嗽，都吃清热止咳的药物；另外还爱去输抗生素，吊针瓶里的药剂是凉的，抗生素又属清热解毒的药物。所以出现了这样的情况：退了热却咳嗽久久不退，最后留下了慢性咽炎、慢性气管炎和慢性鼻炎等病症。在这种情况下，秋天还吃大量的寒凉水果，自然会让咳嗽久治不愈。

门诊中，秋天较多的病一个是呼吸系统病，如咳喘、过敏性鼻炎；再就是胃肠道疾病，如胃痛、胃胀、腹痛、腹泻等；还有就是皮肤疾患，如痤疮、皮疹、荨麻疹等；另外，风湿类疾病也不少，与季节更替有关。得这些病的原因有二，一是夏天不注意，没"长"养好，积攒下了空调病，到秋季一受寒就发作，或吃水果稍多就发作；二是夏秋之交过渡时间短，气候变化快，常常防范不足，体质弱者、慢性病者往往不适应，很容易受凉发病，也有因为吃了较多的水果而造成。

养生对身体差的人来说，意义更加重大。强调因人、因地、因时制宜。听老祖宗的话，我们才能得到一个健康的身体。

4. 闭藏之冬

《黄帝内经·四气调神大论》提到："冬三月，此谓闭藏，水冰地坼，无扰乎阳，早卧晚起，必待日光，使志若伏若匿，若有私意，若已有得，去寒就温，无泄皮肤，使气亟夺。"冬天是养肾的季节，肾主收藏，我们应该早睡晚起以顺应昼短夜长的冬天。冬天早晚寒冷，我们也不要去室外进行过多锻炼，寒冷会伤害气血，我们要避寒就温，学会躲避寒凉。到了冬天，应该神气收敛，不要让皮肤开泄太多，出太多汗，少扰动一些阳气，也就是要减少剧烈运动。

冬季穿衣服一定要保暖，有的人为了增强抗冻能力衣衫单薄，实际上是在消耗自己的阳气。冬季要避寒就温，也并非要将室温弄得很高，如果室温过高，皮肤不断发热、出汗，冬季的藏养也无法完成，因为发热出汗会花费体内的气血。俗话说"春夏养阳，秋冬养阴"。我们人体要靠阴阳二气互相调配作用，才能完成各项机能。如果在冬天将室温弄得过高，一出门一热一寒，皮肤和血管一缩一张也容易受伤。老年人在冬季晨练，出现心绞痛、心肌梗死、猝死等现象，也就是室内外温度反差大造成的。我们在冬天要少出大汗，在温暖的室内衣服可以穿得少一点，也不要吃过多发汗的食物。

有句话叫"冬吃萝卜，夏吃姜"，可见冬天并不适合吃太多生姜。为什么在炎热的夏天要吃生姜呢？因为暑天湿气太重，我们吃生姜是为了祛湿。为什么在冬天要吃萝卜呢？因为萝卜顺气，煮熟的萝卜会让你胃肠道的气往下走，从而帮助我们消化吸收食物和排便。有的人冬天肠胃不适或受寒，想吃点姜，也不是完全不能吃，但一定要少吃，让自己暖和起来就行，不要出太多的汗。

冬季的睡眠非常重要，因为冬天是养肾的季节，良好的睡眠有助于养肾。我的一位患者趁孩子放寒假时，一家大小去黑龙江度假，发现那边的人晚上9点多就早早睡觉，早上6点就自然起床，身体都很好。原因很简单，他们的作息和天地运行规律相吻合，所以将肾养得很足，肾养足了阳气就足，自然身体就棒。我还有一些患者冬天带着孩子去南方旅游，回来后说到了南方吃饭睡觉都不舒服，感觉也疲劳。原因也很简单，在养肾的冬季到了湿热的南方，那边气候水土不同，无法藏养肾气，与北方人不相应，自然会对身体造成影响。身体强壮者可能没什么感觉，但体弱者就容易出现不适症状。就像出国回来要倒时差一样，因为不同地域不同环境的水土气候，对我们身体都是有影响的。

如果遇到没下雪或很少下雪的暖冬，那么人体的气机也会不太好，到了春天就容易生病，因为暖冬不是一个适合藏养的气象，会让人体的冬藏不能完成。有的人到了春天会觉得腿脚没劲儿、身体倦怠、皮肤病频发，都是冬季藏养不足造成的。

当然，我说的冬季养生法针对的是北方及中部，包括全国大部分地区，如果生活在南方地区，那冬季养生方法又有所不同，所以说养生应该因人、因地、因时制宜。

我们生活在宇宙当中，受着太阳、地球、月亮等宇宙万物各种各样的影响，人和自然界相通、相应。自然界有利的因素可以用来养生，自然界的不利因素应该尽量避免，这种不利因素在《黄帝内经》上被称为"虚邪贼风"，指的是自然界不当的剧烈的气候变化，比如说该冷的时候不冷，该热的时候不热；比如说现在的雾霾、风沙天气；夏天的暴雨台风，冬天的冰灾雪灾等。

《黄帝内经·素问·上古天真论》强调"虚邪贼风，避之有时"，意思是自然界的不利因素我们都要注意防范。冬季要避寒就温，夏天不要在炎热的室外待太久，四时养生是一个一点一滴的过程，"春生夏长，秋收冬藏"是由每一天每一刻组成，是一个缓慢长期的过程。我们跟随着自然界的阴阳变化、四季更替、日夜消长，顺应天道，才能够尽享天年。

第五章　养生12字精华

最简单的方法最有效

《黄帝内经》的养生精华是这12个字："食饮有节，起居有常，不妄作劳。"全部做到后，"故能形与神俱，而尽终其天年，度百岁乃去。"可是这12个字看似简单，其实很多人不能落实。

1. 食饮有节

我在20世纪70年代学医，当时大学附属医院的糖尿病人寥寥无几；1990年我工作的医院成立肾病科透析室，当时只有很少几个透析病人。现在医院里求诊的糖尿病人、尿毒症患者却数不胜数……很多病都是不注意饮食规律、胡吃海喝弄出来的，还有一些人相信某些媒体的说法，盲目去吃一些补药补品，也对身体造成了危害。

我记得前几年有一次，某电视台的一些编导都生病了，有的头晕，有的腰痛，有的浮肿，我一问才知道，一位做节目的专家告诉他们吃茯苓好，却没说明不同个体应该如何食用。编导们无论男女、年龄、高矮胖瘦、体质虚实及寒热，几乎都吃了茯苓，结果多数出了问题。

很多食物吃下去身体会难受，这就是一个信号，证明它是不适合的，不能吃的。中医有句话，叫做"谷肉果菜，食养尽之，无使过之，伤其正也"。所以我们不应该挑食，要顺其自然，当季出什么就吃什么，结合自己的体质选择适合的饮食，形成一定的进食规律。

古代医学家孙思邈说："不欲极饥而食，食不可过饱。不欲极渴而饮，饮不可过多。饱食过多则结积聚，渴饮过多则成痰癖。"这里的意思是，饿了该吃，渴了该喝；但不要等饿极了渴极了再进食进饮；进食进饮时也不能因为过于饿和过于渴，就吃很饱喝很多，否则非但无益，还会造成积聚和痰癖这类的疾病。

2. 起居有常

很多人不光是"饮食有节"做不到，"起居有常"更做不到。一个人的作息时间，应该顺应太阳运动的节律，作息上不能颠倒白天黑夜。日出而作，日落而息是古人的智慧，也是最简单的养生法则。

我诊治过一位病人，他因为工作关系经常熬夜，最后得了肾结石和肾囊肿，而比他熬夜更厉害的同事得了肾肿瘤。为什么会这样？因为晚上是养肾的时间，不去养反而还熬夜，久而久之肾能不出毛病吗？还有个二十出头的年轻人，也是因为工作原因，熬夜很厉害，面色很差，手指甲大部分都脱掉了。这是熬夜对气血造成的伤害，手指端是气血的末端，气血不足，肢体末端表现最突出。这里也是阴阳交会之处，白天黑夜颠倒，阴阳交会不能实现，致使指甲不生长。因为他年轻，肾的损伤还未显出。

孙思邈说："又不得昼眠，令人失气；卧勿大语，损人气力；暮卧常习闭口，口开则失气；屈膝侧卧，益人气力，胜正偃卧。"这里讲到，白天不可睡眠，会使阳气受伤；平时我们讲的睡子午觉，是指午时可以小睡，但一般不得超过30分钟。睡眠卧床时不可大声说话，会伤人气力；夜眠时应保持闭口状态，如口开着也会伤人正气；睡觉时屈膝侧卧最好，有利于养护人的气力，胜过仰卧睡眠。孙思邈的这段话对我们的睡眠养生可谓详细周到地叮嘱，古圣先贤仁爱之心可见一斑。

3. 不妄作劳

"不妄作劳"是什么意思呢？"劳"又可分为"劳力""劳心""劳房"三类，统称为"三劳"。三者引起的病机虽然各不相同，但都以"劳"致病、致死为因。体力过劳、脑力过劳、房劳太过均伤肾，所以不能过劳，避免"三劳"才能健康长寿。

《黄帝内经》说："阴平阳秘，精神乃治，阴阳离决，精气乃绝。"

阴与阳相互对抗、相互制约和相互转化，以求其统一，取得阴阳之间的相对的动态平衡，称之为"阴平阳秘"，它指的也是一个气血的和谐状态。

我们要身体健康，首先要提高免疫力，而心情好，免疫力才强。《黄帝内经》说："恬淡虚无，真气从之，精神内守，病安从来。"恬淡虚无是一种非常和谐的精神状态，人淡去名利、声色等种种欲望，烦恼自然也就少了。"真气"指什么？《黄帝内经》中说："真气者，所受于天，与谷气并而充身也。"可见，真气是要受于"天"的，也就是我们常说的"先天真气"。只有做到了前面"12字精华"，也就是做到了天人合一，天和人都相通了，没有界限了，真气自然也就跑到人身上去了，所以叫"真气从之"。当真气到达身上时必会发生种种触动，因此需要"精神内守"，以镇定之心对待。既然至真至纯的真气已经到了身上，病又会从哪里来呢？

很多疾病几乎都跟情绪有关，情志归五脏，喜伤心，怒伤肝，思伤脾，悲伤肺，恐伤肾。要想五脏的功能好，就得保持良好情绪，怒则气上，恐则气下，悲则气竭，惊则气乱，喜则气缓。当人生病时，情绪好病很快就好，情绪差病会越来越重。

情绪不好还会影响下一代，夫妻备孕时不光要做身体的准备，还得有精神的准备，否则生下的孩子身体会有问题。暴躁抑郁的母亲如果给孩子哺乳，孩子可能喝完奶就拉肚子、呕吐，因为不良情绪让乳汁里含有毒素。不妨看看那些长寿老人，他们大都性格宽容，为人淡泊。

下篇

上医治国，中医治人，下医治病

古人曰：“上医治国，中医治人，下医治病。”又曰：“上医治未病，中医治欲病，下医治已病。”那么，现在的上医、中医、下医都在哪里呢？

1. 上医是方向

我国在春秋战国时期就有了伟大的医学宝典《黄帝内经》，它分《素问》《灵枢》两部分，为古代医家托轩辕黄帝名之作，为医家、医学理论家联合创作。这一时间段，我国已经有很多优秀的中医，战国时期有一位非常有名的中医叫扁鹊。

关于扁鹊，有个很有趣的故事。魏文王一次问他，说你们家兄弟三人，都精于医术，到底哪一位最好呢？扁鹊说："长兄最佳，中兄次之，我最差。"文王又问："为什么现在你是最出名的呢？"扁鹊就说："长兄善治未病之病，于病情发作之前就给人治好了，一般人不知道他事先就能够铲除病因，所以他的名气没法传出去。中兄属于善治欲病之病，就是将要病的这个病，也是与病情初起的时候就给人治好了，一般人以为他只能治很轻微的小病，所以他的名气也只流传乡里。我仅善治已病之病，于病情严重之时才治疗，一般人都看到我在用针用药啊，所以认为我的医术比较高明，因此我的名气传遍全国。"也被称之为"上医治未病，中医治欲病，下医治已病。"

传统中医理论认为："上医治国，中医治人，下医治病。"也就是说，上等的中医通过治病，同时教导人，即治人，从而振兴国运，他应通晓天、地、人三才，能平调阴阳，精通五行。中等医生的本事是能预防疾病，能预知疾病，通晓患者心声，抚平患者心身。当人已经被邪侵入生病了，下等医生才通过四诊、八纲辨证分析进行治疗。好的中医应该像扁鹊的大哥一样，善于治未病，意思是在病没有发生以前，就给你预防了；普通的中医就像扁鹊的二哥一样，善于治欲病，就是刚刚产生还未发展的疾病，并能心身同理；下等的医生就如扁鹊所说，只能治已发生的疾病。

东汉长沙太守张仲景曾言："进则救世，退则救民；不能为良相，亦当为良医。"后来他辞了官，为老百姓治病，最终被誉为医圣而流传千古。还有北宋政治家范仲淹说过"不为良相，即为良医"，可见古人把治国安邦和治病安身视为同等大事。因为良医和良相一样，必须有辨证的思维和整体把握的眼光看问题，既能从大处着眼，又能从小处着手。所以我们常说，现代西医学可以通过书本学习，传统中医却还要靠先天的慧根。现代西医学的很多理论都可以从书本上照搬，每个人治病的方法通常都是重复的，而传统中医没有一个病例是可以重复和照搬的，10个中医给一个病人看病，10个人是10个方，没有一个人是一模一样的。像古代医圣先贤们所具备的大德、大智慧、大作为，我们今天望尘莫及，但他们的光辉会永远照耀在中国大地上，成为炎黄子孙们永远的福祉。

2. 认识中医有内涵

很多人不明白什么是中医。中医是一种文化，所以很难量化。中医治病是全方位的，是整体的，是辨证思维的，所以每个人有每个人的思维方式、辨证方法，是无法统一的；开方、用药习惯也不可能一样，但是却可以做到殊途同归，也就是可以从不同的途径，而获得同样好的疗效。但是，真正有经验的医生，一定是单刀直入，即简单明了直取疗效。而经验不足的医生，可能会绕点弯子，逐渐引入正道，而达到疗效。中医和西医不是一条道路，为病人的心却是一致的。中西医各有所长，有的病西医治疗效果不好，而中医擅长，有些慢性病，比如心脑血管病、糖尿病、高血压、囊肿、结石，以及皮肤、骨关节、不孕不育等各种疾病都有可能取得满意效果。另外，中医也是能调心的，假如说调整了病人的气血和经络，他的气血和经络都舒缓了，他的情志也容易打开，也就同时给他调了心，他的情志不再那么憋闷，心身都会变得轻松。为什么很多高血压患者，我们中医能够让他们完全治愈？因为我们是全方位的治疗，用辨证思维从整体着眼，所以有心身并治的效果。对于患者，我常会从他们生活习惯、饮食习惯、精神情志各方面进行调理，患者如果能够配合医生的要求，就能达到最佳疗效。

中医治的是人，不光是治疗疾病，还包括对病人身心的调治，治病也在调心。举一个病例，我治疗过一位精神病患者，她家境优越，自己在国外失恋导致了精神分裂症。患者每天睡不着觉，而且有严重的幻听，觉得有一个人在控制自己的大脑，还要控制自己的父母。我告诉这个患者，她听到的幻听都是"胡话"，因为"正气存内，邪不可干"，为什么会有人要控制你？你如果做了亏心事就对他坦白，如果没有就不怕鬼敲门。"邪之所凑，其气必虚"，如果一个人的身体被邪气占领了，自个儿的正气就溃败了。我首先要给患者正能量，这也是我推行的"扶阳疗法"，有一分阳气便有一分生机。阳主阴从，是中医的一个重要理论，扶助人们的阳气能够治好很多的病。这位患者在就诊时发病了，在诊室中喊了起来，喊完后说自己不能控制。我跟她说，你首先要记住，你是一个正常的人，你绝对不是一个病人，你可以战胜所有的邪气，因为你正气在身，世间永远是邪不压正的。我不光告诉了她这些道理，还给她开了扶阳的药物，让她体内阳气生发。一周后，患者来复诊，已经没有幻听症状，又治疗了两次，病情得到了有效的控制。作为一个医生，要一方面调理她的疾病，一方面调理她的情绪，这样的治疗手法我用在了很多有精神症状的患者身上，都取得了很好的效果。很多抑郁症患者过去只靠吃药维持，我治疗时一边观察他们的情绪问题，一边慢慢地把抗抑郁药一点点撤除。医生的责任，不只是负责身体，一定要是一个心身并治的治"人"的医生，当然治病更不用说了。作为一个中医，首先要具备治病能力，才有可能给病人进一步治心。

有句老话讲："医者父母心。"这也是我的座右铭。力图当个治人的医生，所以把脉时，我会关注病人的情绪，有的病人脾气暴躁、心绪不定、性情抑郁，都会引发疾病。我会努力帮他们开解心结，希望他们的不良情绪能够释放，而不是拼命去控制、去压抑。有的病人向我诉苦，说虽然情绪不好但不方便对朋友倾诉，我会建议他们可以去唱歌、爬山、郊游、打太极拳、练瑜伽，做做身心舒展的运动，让情绪发泄出来。我特别推荐练太极拳，因为太极拳的练法是眼到心到手到，还要配合呼吸，这个过程都可以舒缓人的情志。当人情绪不好控制的时候，做做深呼吸，把肩放松，当肩放松时，心也会随之放松。当情绪不佳或精神紧张时，可以试试这个办法。

行医时，我们治的不光是当下的病，患者没有提到的旧病和未来可能出现的病也要想到。比如说把埋伏的毒素清除，可使一些化验指标恢复正常，这只是能看到的一部分，让病人精神好、气色改善、身体轻快、脑子灵活，这才是远比化验单指标更重要的东西。

很有意思的是，我的一个朋友那年她的儿子5岁，孩子小时体弱多病，易感冒发热、咳嗽、哮喘，经过我的调理，一年比一年好。这一次，又发了高热，一步也走不动，妈妈很吃力地背着他到了我的诊室，奇怪得很，孩子一见到我，很快就不难受了，病也好了，回家时自己高高兴兴地跑了回去。她妈妈也时常提起此事，是心灵感应吗？小孩是最有灵性的，大概是他对我的信任起作用了吧！

3. 患者是医生的动力

一些患者，没有料到疾病可以通过中医治疗收到满意的治疗效果。有本来要安心脏支架的冠心病患者，经过治疗冠状动脉堵塞解除了，有打了十几年胰岛素的糖尿病人，有多年的高血压患者，有三十多年腹泻不愈的慢性肠炎患者，有超重的肥胖患者，也有的从来没有看过中医……如今通过望闻问切，病人的病情都得到了有效的控制和缓解。比如一位67岁的患十几年的尿病、高血压、突发心肌梗死病人，医生要给她做心脏搭桥手术，但考虑到糖尿病会导致伤口难以愈合，手术会非常危险。无奈之下，病人向我求助，我给她一把脉，就知道其犯病的时间一定是餐后一小时。病人不明白我为什么一说就准，因为我从脉象得知，她的饮食存在问题。果然，这位病人每天早餐除饭菜外还要吃一两个鸡蛋。大家都知道，碳水化合物是最好消化的东西，像鸡蛋这种高蛋白的东西，对于一个高龄的糖尿病人来说，是非常难消化的，一大清早，哪有阳气去运化鸡蛋？因而造成了心肌梗死发作。根据我的建议，病人调整了饮食习惯，又服用了中药，二个月复查时各项指标明显改善，心脏病症状得到很好控制，更使她满意的是过去她的血压一直不稳，治疗后血压稳定，并且舒张压由原来的120下降到60毫米汞柱。降压药、降糖药也全减下来了。这位患者冠状动脉造影三根血管分别堵塞80%、90%、50%。这么严重的病，她把生的希望全交给了医生，这份沉甸甸的责任鞭策着我，使我为之而不懈努力。

想起几年前，也有一位类似疾病的患者，同样是女性，70岁左右，原本吃很多西药，我给她逐步地减了下来。她抱着怀疑的心情，几个月后做了个全面检查，结果喜出望外，过去很多项指标多年都不正常，这次几乎全部恢复了正常。冠状动脉造影，原来堵塞最多的达到80%以上，这次最多的堵塞30%。对医生的那份感激叫人很难忘记。

一位患者一家三口专门从外地来找我，为了只是一份感谢，她这时已经过了40岁，三年前为了10年的不孕找我治疗，三个月后怀孕了，后来生下一个聪明漂亮的女儿，女儿已经两岁，一同来到跟前，大家都很喜欢，这位女士的感激之情溢于言表，并表示以后每两年都要带着女儿过来。医生只是做了该做的，患者对医生的那份心意重之又重！

还经常有患者专门跑来看我，不为别的，只是为了当面和我说声感谢，很多人我已没有印象，但是他们的那份心意我是不会忘的，激励我去努力治好更多的患者！

4. 中医是艺术

　　我常常和学生说，医生写药方就像写一篇文章，它是有头有尾，有前后呼应，有整体把握的。我们开中药要讲究"君臣佐使"，哪个是君？哪个是臣，哪个是佐，哪个是使？这就是布局问题。古人有篇文章叫《用药如用兵》，提到用药的道理，必须知己知彼，如同孙子兵法其中的道理。还有古人把厉害的药称为霸道药，比如说附子、细辛、吴茱萸、大黄、三棱、莪术；把温和平稳的药物称为王道药，比如茯苓、甘草、当归、白芍。霸道药摆在哪个位置，王道药放哪个位置，君臣佐使怎么排列，用多大的量，怎么平衡，都是一门大学问。

　　作为一个好的医生，对病人的把握和对药的把握都要胸有成竹，开药方就像画画，要知道如何配色、协调、搭配，所以说看病也是一门艺术。

　　比如一幅图画，先要完成构思、布局，然后是色调、浓淡、分部、排列等。绝不是简简单单头痛加川芎，脚痛加牛膝。先要看人的整体状况，病邪轻重，气血薄厚，用什么法，用什么样的力度，这是构思和布局；如何把握六经辨证、脏腑辨证、气血辨证，以何为主？这是重笔或轻笔；用哪一类的药，气份、血份、阴份、阳份，这是色调和浓淡；君臣佐使如何搭配以及药之分量，这是分部和排列等等。

　　中医不是慢郎中。有的病症中医能很快治愈。我经常说"心肺的病好治，肝肾的病难治"。因为中医理论上说，在上在外的病好治，比如心肺的毛病、皮肤病。有位老年人患了两年湿疹，痛苦得每天晚上睡不着觉，结果我一问他，是他的孩子给他吃各种各样的水果导致。我让病人把水果停了，结果就看了一次，吃几副中药就好了。一位双耳神经性耳聋七年的患者，年年住院数次输高压氧、静脉注射各种药物，不见效果。在我这里中药治疗两个月，测试听力完全恢复。很多病症，我们只要找到了它最关键的问题在哪儿，就能很快治愈。脾胃不好的人，饮食上必定有问题；晚上爱锻炼的人，很容易有腰腿痛的毛病；喜欢熬夜的人，会伤害到心肾和元气。

现在年纪轻轻的人，平时无不适，身体检查都正常，却忽然猝死的情况很多见。其实他们身体内都隐藏着问题，猝死者大都感觉缺失，很多人一直处在麻木的状态，所以发病没有经过任何中间过程就步入死亡。故此大家平时除了去做西医的检查，也应作中医的诊察，有条件的，还要请中医定期或不定期的调理身体，当出现情绪焦躁、易怒、抑郁时，也可以用中医中药帮助改善。因为有经验的中医是既治人又治病的，不光治已病也能治未病。

我一直强调大家关注身体的本能，我们有两个最基本的本能，一个是饿，一个是渴。但很多人的这两个功能已经退化了。有的人就根本没有渴的感觉，每天还喝大量的水，尿液都是清亮无色的，这就代表肾功能有了问题，喝惯了水，一旦没水喝的时候，能支撑的极限时间就很短了。很多人功能缺失了却不知道，只有医生号脉能号出来，肾气强不强，心气壮不壮，各个脏腑功能好不好？我们都能够通过把脉知道，"三部九候寸关尺，心肝肺肾脾命门"，脉诊有"三部九候"，三部是指寸关尺三个部位，九候是指医生手指的轻、中、重力量，不同的脉象代表不同病症。命门是人体的一个重要组成部分，一般指肾脏，即左肾右命门之说，中医学认为，命门蕴藏先天之气，集中体现肾的功能，故对五脏六腑的功能发挥起着决定性的作用。人左手的脉象可以代表心肝肾的状况，右手的脉象可以代表肺脾及命门。

女性更要多找中医调理，在备孕期和生育期，如果找中医好好调一调，真的是大不一样。很多女性生育后会留下一些后遗症，我们中医都能够解决，让气血该止的止、该活的活，有个正常的循环功能，更利于身体的恢复。另外，女性的月经期、闭经期，男性的更年期、老年期这些特殊阶段，都应该找中医调理，中医能解决很多看不到的，却有很大隐患的问题。

5. 中医人，任重道远

很多人看了我的方子很不解，觉得药量不大啊，药也很便宜，可就是这样的药治好了许多疑难重病人。前些年还时不时有患者告诉我，方子拿到某著名药店，药师很是欣赏，感觉很难得，要收藏起来；有时拿到某中医院去抄方，那里的医生也认为很有价值，也收藏起来；也有患者由于治好了多年的困扰，也把方子珍藏起来。现今的反应叫我很是不解，有药店的也有患者，常常问这么便宜的药能治病吗？看来，即使是从事中医药行业的人，有的对药方和药品的真正价值并不清楚。

我为什么敢用附子、细辛这些霸道药，因为我自己试过药。细辛常规量是3克，我是试过一天30克，附子我试过一天近百克，而且试了两三年时间。所以我对这些药物的药性、药量、配伍关系等已经掌握得比较成熟了，所以才敢给病人用。

我的学生们，也常常和我一样，在自己身上试药，当然也都是以作用剧烈的药为主，按照经方法则来用，在我的指导下，大都尝到了甜头。服用这样的药，更要严格按照注意事项的要求去做，有时稍不注意就被药物"还以颜色"。比如吹空调多了，吃凉的、凉性的东西会腹泻；生气、熬夜身体也会有不好的反应。他们在一起也会互相交流经验，津津乐道地谈自己的体会。

学中医，是要有一点精神的，那就是对中医的深厚感情和无比热爱，这种感觉我是与日俱增，不是表面的，是发自骨子里的。为了拿自己做实验，我掉了十几斤肉，因为吃了过量的细辛等药会造成剧烈呕吐；吃了超大量的附子等药会造成水样腹泻；吃了超量的白通汤、当归四逆汤等会造成心悸气短……很多药我都试过了，掌握了第一手资料，对药的把握也就会更加准确。

中医的传承是个大问题，我所用到的最主要的知识都是自学而来，实践而来，勤奋而来。找一个好的传承人也并不容易。这也是同行老先生们共同的心声。如今，在经济大潮中，兢兢业业为中医事业奋斗的人还多吗？为真正的传统中医而努力的人还多吗？有真正的传统中医的思维理念的人还多吗？好像，已经看到了曙光，但愿传统中医的魅力会越来越多地感染到所有的中华人、地球人。

中医西化，是整个中医界普遍存在的问题，也是阻碍中医事业发展的重要原因。现在，会号脉的中医医生还多吗？能够懂得把握阴阳的中医医生还多吗？有句古话说得好："看病不知阴阳，开口动手便错。"可见看病是一个纲领性的问题，医生看病时要从病人的气色、神采、体形、步态进行分析，再进行问诊、号脉、看舌象。有的病人未必能说出自己的症状，但只要我们明白病人的阴阳虚实，就可以治病。阴阳这个概念太大，我们落实在气血上头，"气行则血行，气滞则血瘀"，气就是阳，血就是阴。现代西医学看到的是血，血凝了，血管不好使了，里头堵塞了，狭窄了，他们会应用活血药物。我常用通阳的药，为什么我的药里头不见活血的药却能治好很多动脉狭窄、高血压、冠心病患者？因为我走的是阴阳大理念，遵循阳主阴从理论，血是在气的推动下才流通的，阳气不足自然血就流通不了。中医将堵住血管的东西称为"阴邪"，血管里的斑块、钙化、粥样物质都是阴邪，我就用阳气足的药来化掉。很多人吃了中药后脸色好，是因为气血得到了改善。

应用通阳温阳的方法，可以治愈很多顽固宿病：有个病人原来每天崴脚，治疗后很快痊愈；有个病人长了一身的脂肪瘤，治疗后脂肪瘤消退得干干净净；还有的人几十年的腱鞘囊肿消失了；几十年的灰指甲不见了；粗糙的皮肤光洁了等。另外，还有的人在治疗过程中，原本又胖又肿的脸也变清秀好看了。记得有一位四十多岁的女病人，她是来看免疫系统疾病，治了两三次后发现多年的三角眼没了。原因很简单，她眼角耷拉是因为阳气不足，用药后阳气生发，眼角自然抬上去了。还有位年轻女士，她是个眯眯眼，治疗后发现眯眯眼一下长开了，眼睛特别有神特别亮，因为阳气也生发起来了。

现在环境不一样了，人们的生活也不一样了，各种花样层出不穷，对于养生说法五花八门，专家处处都是，可是问题越来越多，各种疾病也越来越多，病情也越来越复杂，中医面临的任务也越来越重。只有不断地挖掘、提高，让博大精深的传统医学宝藏彰显出来，发挥更大的作用，才能让疾病减少，让患者满意，让人们生活康泰！

后　记

　　每每看到患者那么的无奈，想要健康的却越发打不起精神；想要美容的却越发憔悴，满面疹、斑、色素、浊物；想要减肥的却非但减不成反而更加肥胖甚至又添新恙；做出的努力越多就越是适得其反！朋友告诉我："我每天把所有的时间和精力都用在买一些有营养的能保健的食品上并按媒体上所教的方法去做来吃，没想到身体却更加不如人意，到底问题出在哪？"作为医者，常常会觉得很是感伤：为什么现在的孩子更容易生病？现在的青年人也时常会患上所谓的老年病？现在的壮年人也时有出现猝死现象？现在的老年人很多虽然寿命延长了但却常常身患各种疾病而不得安乐？其实，答案很简单，人们往往不能拥有正确的健康理念，活得很累，付出的也很多，却并不健康更不快乐。

　　健康离我们并不远，就在我们身边；获得健康也并不难，就在一念之间。谁能为健康保驾护航？——传统中医！传统中医是祖国传统文化的一部分，它所体现的是大道至简、是道法自然、是天人合一。明白了这些也就明白了为什么我们不健康，因为我们把一切都搞复杂了，复杂化的东西就一定脱离了它原本的纯洁和美丽。人是万物之灵，我们原本具有很强的生命力、修复力、自我完善力，而依赖了太多的外界物质，打乱和干扰了我们原本具足的各种能力，于是生命不再坚强而变得脆弱，不知不觉就滋生了各种各样的疾病。仔细分析一下，哪种病症不是自己吃出来的？都是些多余的东西：高血压、高血脂、高血糖、肿瘤、囊肿、息肉……那么治疗就是减、切……这些我们都不需要，我们要找回我们原本的那份清洁干净。看看那些健康的百岁老人，哪个不是活得简简单单，哪个不是内心里干干净净！人们应该明白：不要再刻意添加什么了，恢复本源的简单生活最健康；不要过于奢华，善于控制欲望，身心才会爽健。

书中所讲的道理，在学习中国传统文化的或喜欢中国传统文化的人当中，会觉得并不陌生或似曾相识，很多观点都可以在《易经》《道德经》，以及老、庄、孔、孟之学中，在儒、释、道理论中都发现其影子，在很多古代书籍中包括诗词歌赋中也时有涉及，其实，传统中医、中国传统文化都是我们取之不尽、用之不竭的健康养生指南。习主席倡导增强传统文化教育，尤其让儿童从小就接触这些，将对人类的健康成长起到不可估量的作用。

清代医书《中外卫生要旨》说："常观天下之人，凡气之温和者寿；质之慈良者寿；量之宽宏者寿；言之简默者寿；盖四者皆仁之端也，故曰仁者寿。"要想真正的健康长寿离不开一个好的道德修养；助人为乐，宽宏大量，谦虚礼让等美德，对于养生都是一个重要的前提，也是防病抗衰的有力举措。我从多年的临床工作中，对这点也是感触颇深，患者的情绪好坏、善恶取向对疾病的发生、发展、治疗和预后都有着重要影响。因此，养生与养心是同等重要、不可分割的，明白了这一点，生命的质量就会得到真正的提升。

书中我只是讲了一些想要告诉大家的话，每个人可以根据自己的需要采用其中的一点、二点或更多，相信看到这本书的人或多或少都会从中受益。衷心希望每个人都能拥有一个健康的身体，拥有一份良好的心境，更拥有一个正确的养生保健方法，这才是我们最宝贵的财富。

在此非常感谢我周围很多默默无闻地为患者服务的人，感谢那些多年给予我支持和帮助的人，感谢为这本书的出版而不辞辛苦劳作的人，特别感谢北京华康堂中医诊所给了我更多的机会和便利，使这本书能顺利出版。愿所有看到这本书的人都能够得到身心健康的利益！